DE LA
PARALYSIE INFANTILE

ET

DE SON TRAITEMENT

PAR L'ÉLECTRICITÉ

PAR

Conrad-Théodose-Marie DIVE
Docteur en médecine de la Faculté de Paris.

PARIS

A. PARENT IMPRIMEUR DE LA FACULTÉ DE MÉDECINE

A. DAVY, successeur.

31, RUE MONSIEUR-LE-PRINCE, 31

1882

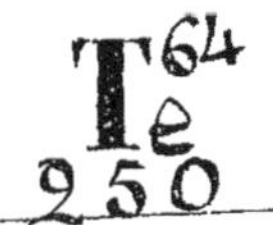

DE LA

PARALYSIE INFANTILE

ET

DE SON TRAITEMENT

PAR L'ÉLECTRICITÉ

PAR

CONRAD-THÉODOSE-MARIE DIVE

Docteur en médecine dé la Faculté de Paris.

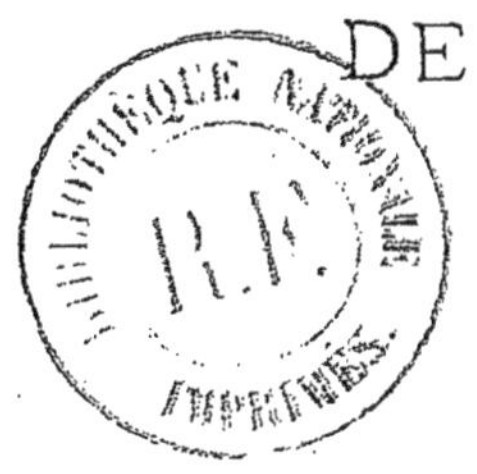

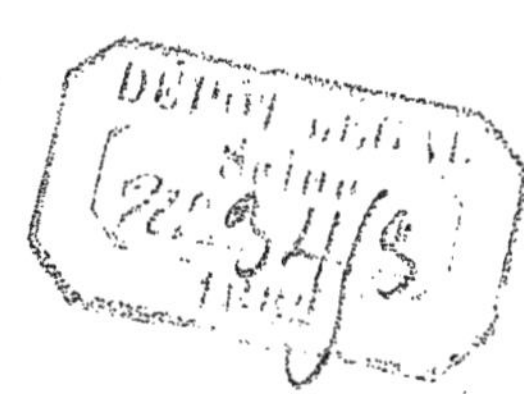

PARIS

A PARENT IMPRIMEUR DE LA FACULTÉ DE MÉDECINE

A. DAVY, successeur.

31, RUE MONSIEUR-LE-PRINCE, 31

1882

A LA MÉMOIRE DE MON EXCELLENTE MÈRE

A LA MÉMOIRE DE MON FRÈRE FÉLIX

———

A MON PÈRE

Mon meilleur ami

A MON FRÈRE DENIS

AUX MIENS

A MES AMIS

A MON PRÉSIDENT DE THÈSE

M. LE PROFESSEUR BALL

DE

LA PARALYSIE INFANTILE

ET DE

SON TRAITEMENT PAR L'ÉLECTRICITÉ

INTRODUCTION.

Si les principaux symptômes et la marche de la paralysie atrophique de l'enfance sont connus depuis longtemps, il n'en est pas de même des lésions qui lui donnent naissance. L'histoire anatomique de cette maladie est, en effet, d'une date toute récente. Elle ne remonte qu'à l'année 1863, époque à laquelle MM. Cornil et Laborde appelèrent l'attention du monde médical sur l'altération de la moelle qu'ils venaient de découvrir dans un cas de paralysie infantile. Depuis lors, les recherches se sont multipliées, et les travaux remarquables qui ont paru sur ce sujet ne laissent, pour ainsi dire, rien à ajouter aux descriptions qu'en ont donné leurs auteurs.

Aussi, nous nous contenterons de glaner après eux, et

comme notre intention n'est pas de faire une étude complète et détaillée de la maladie, nous restreindrons notre cadre aux côtés de la question dont on s'est le moins préoccupé jusqu'ici, de façon à n'avoir à nous appesantir que sur les points réellement pratiques.

Car si le tableau de la paralysie infantile confirmée est saisissant de vérité dans tous les ouvrages, il faut reconnaître que les causes qu'on lui assigne, si multiples qu'elles soient, restent souvent obscures et que le diagnostic est parfois incertain.

De plus, si les progrès accomplis dans la connaissance de cette maladie sont immenses, l'art de guérir les petits paralytiques est bien restreint.

Après avoir exposé l'état actuel de la science sur les lésions primitives de la paralysie atrophique et le mécanisme de la production de certains phénomènes relativement rares, nous essaierons, par l'examen des cas que nous avons observés et l'analyse des faits consignés dans les ouvrages et les mémoires que nous avons consultés, d'en établir l'étiologie pour arriver au diagnostic et instituer enfin le traitement.

Toutefois, qu'il nous soit permis, avant d'aborder notre sujet, d'exprimer à M. le Dr Onimus tous nos remerciements, pour la bienveillance avec laquelle il a mis à notre disposition des documents encore inédits, et auxquels notre travail, s'il en a quelque peu, devra son mérite et son originalité.

ANATOMIE ET PHYSIOLOGIE PATHOLOGIQUES.

Pendant longtemps, la paralysie infantile fut considérée comme une entité morbide sans lésions appréciables, d'où le nom de paralysie essentielle, que lui donnèrent les premiers, Rilliet et Barthez.

Heine, Kennedy et Bruniche avaient supposé que la moelle pouvait être le siège d'une congestion passagère, dont les symptômes étaient de courte durée, et Kennedy admit des paralysies temporaires, laissant de côté celles qui devenaient permanentes.

Duchenne, de Boulogne, avec son grand talent d'observateur, et raisonnant par analogie, soupçonna la lésion médullaire sans pouvoir la démontrer. Se basant alors sur l'altération des muscles, il donna à la maladie le nom de paralysie atrophique graisseuse.

M. Bouchut, après plusieurs examens négatifs d'enfants morts peu de temps après le début de la paralysie et fort de l'autorité de M. Robin, qui dans un cas n'avait pas trouvé d'altération de la moelle, ni des nerfs des membres paralysés, conclut à une maladie primitive des muscles et lui donna le nom de paralysie myogénique.

Tel était l'état de la science en France et à l'étranger, lorsqu'en 1863 MM. Cornil et Laborde trouvèrent, chez une petite fille de deux ans, paralytique, une altération des cordons antéro-latéraux. L'année suivante, M. Cornil reconnut la même lésion chez une femme de 49 ans, atteinte de paralysie depuis sa plus tendre enfance.

L'essor était donné, la voie était ouverte, et bientôt, en 1865, MM. Vulpian et Prévost purent découvrir, chez une

femme de 78 ans, la véritable lésion de la paralysie infantile, l'atrophie des cellules motrices de la substance grise
des cornes antérieures. Vinrent ensuite les faits de
MM. Charcot et Joffroy, Parrot et Joffroy, qui confirmèrent
l'exactitude de la découverte de M. Vulpian, en établissant
la véritable pathogénie de l'affection que M. Charcot, le
premier, attribua à l'atrophie primitive des grandes cellules
motrices. En outre, M. Parrot, dont l'examen portait sur un
enfant de trois ans, constata, avec l'atrophie des cellules motrices, une altération du tissu de la névroglie et des vaisseaux.
Dans un mémoire publié en 1871, dans les bulletins de la
Société de biologie et la Gazette médicale de Paris,
MM. Roger et Damaschino donnent le résultat de leurs recherches anatomo-pathologiques dans trois cas de paralysie infantile. Dans tous, la lésion était constituée par des
foyers de myélite, avec altérations vasculaires, développement des vaisseaux, épaississement de leurs parois, accu-
mulation de noyaux conjonctifs le long des artérioles, puis
amas de corps granuleux dans la gaine lymphatique. Au
milieu des foyers de ramollissement, on trouvait des corps
granuleux et des noyaux conjonctifs en grand nombre. En
outre, les éléments nerveux (grosses cellules motrices et
fibres) étaient le siège d'une atrophie proportionnelle à l'é-
tendue des parties ramollies. Les mêmes lésions atrophiques étaient très marquées dans les tubes nerveux des cordons antéro-latéraux, surtout dans les cordons latéraux, et
s'accompagnaient d'un certain degré de sclérose. L'atrophie
des racines antérieures et l'atrophie partielle des nerfs des
membres étaient, dans les trois cas, très prononcées. Les
foyers de myélite et l'atrophie des cellules nerveuses
étaient concordants et se rencontraient dans le renflement
cervical ou lombaire, dans la corne grise antérieure droite

ou gauche, suivant que l'atrophie musculaire siégeait sur le membre supérieur ou inférieur droit ou gauche. Depuis, M. Grancher a observé un foyer de désintégration granuleuse dans la corne grise antérieure, correspondant au membre paralysé d'une petite fille de 10 ans, morte dans le service de M. Bouchut.

Vinrent ensuite les Allemands, qui, cette fois, renonçant à s'accorder la priorité de la découverte, durent se contenter de contrôler les travaux publiés en France, et constatèrent l'atrophie des cellules motrices et l'existence de foyers de ramollissement.

Enfin, les nouvelles observations de MM. Roger et Damaschino, celles de M. Déjerine démontrent que les lésions anatomiques de la paralysie infantile ont bien leur siège dans les régions motrices de la moelle et que l'atrophie des nerfs et des muscles en est la conséquence.

On le voit, tous les auteurs sont d'accord pour admettre l'atrophie des cellules motrices, mais ils divergent d'opinion sur le processus morbide qui cause leur disparition. Il y a là dans le mode d'évolution de la lésion une question de doctrine qui ne manque pas d'importance pour l'interprétation clinique des symptômes. La lésion débute-t-elle par la névroglie ou par les cellules nerveuses ?

Est-ce une sclérose qui atrophie par compression les éléments nerveux, ou bien une atrophie primitive des cellules motrices, une myélite parenchymateuse aiguë atrophique des cornes antérieures ? M. le professeur Ball, dans une leçon clinique faite à l'Hôtel-Dieu, et publiée en 1872, dans la Gazette des hôpitaux, admet deux modes d'évolution : l'un subit, entraînant l'atrophie primitive, l'atrophie d'emblée des cellules des cornes antérieures ; l'autre, dépendant d'un processus morbide de nature inflammatoire et portant snr tous les éléments des cornes antérieures. La brusque invasion de la maladie, l'absence de fièvre dans certains cas, le summum de la paralysie atteint dès le début, sa localisation immédiate, l'abolition de la contractilité musculaire, peuvent s'expliquer par l'atrophie d'emblée des cellules des cornes antérieures. Au contraire, la fièvre du début, les douleurs à la région vertébrale et dans les régions qui doivent être frappées, l'apparition de la paralysie plus ou moins étendue, sa rétrocession, la conservation ou la diminution de la contractilité musculaire, l'atrophie rapide des muscles, sont des raisons qui plaident en faveur de la lésion inflammatoire de la moelle.

Il faut donc admettre deux formes anatomiques : une dans laquelle la lésion consiste uniquement dans une atrophie primitive des cellules motrices (téphromyélite antérieure aiguë, de M. Charcot) ; l'autre, dans laquelle on trouve une myélite centrale avec foyers de ramollissement et destruction atrophique des cellules de la substance grise, et, de plus, sclérose des cordons antéro-latéraux et atrophie considérable des racines antérieures ainsi que des tubes nerveux des nerfs correspondants aux muscles paralysés. C'est la poliomyélite antérieure aiguë de Kussmaul.

Quant à la question de savoir si l'inflammation dans cete forme débute primitivement par la névroglie ou par les cellules motrices pour envahir ensuite le tissu conjonctif et gagner les vaisseaux, pour savoir, en d'autres termes, si la myélite est interstitielle ou parenchymateuse au début, il est impossible de se prononcer : c'est un point qui demeure indécis dans l'état actuel de nos connaissances.

Toutefois, nous ne voyons pas les raisons qui s'opposent à la possibilité de ces deux modes de début, et la diversité des symptômes, dans certains cas, permet de croire à la diversité du point de départ des lésions. Et, d'ailleurs, pourquoi la moelle ne se comporterait-elle pas comme les autres organes et ferait-elle exception aux lois générales de l'inflammation, qui, on le sait, peut être parenchymateuse ou interstitielle et frapper d'abord les éléments propres de l'organe, ou bien encore le tissu conjonctif qui les unit pour les atrophier ensuite par compression ou par suite des obstacles qu'apportent à leur nutrition les troubles de la circulation interstitielle.

Troubles de la sensibilité. — C'est, du reste, par ce dernier mécanisme qu'on peut expliquer l'extension de la lésion aux régions postérieures de la moelle dans les cas où on observe, au début de l'affection, de l'anesthésie, non seulement des muscles frappés de paralysie, mais encore de la peau de la région.

A l'appui de cette manière de voir, existent plusieurs observations, une entre autres de M. Vulpian, qui eut l'occasion d'examiner une malade, trois ou quatre jours après le début de la paralysie et sur les membres de laquelle il pouvait impunément promener le pinceau électrique sans provoquer la moindre douleur.

Nous rapportons également un cas de ce genre et dans lequel nous avons vu la sensibilité d'abord abolie dans les deux membres inférieurs, revenir graduellement à l'état normal au bout de quinze jours (obs. II).

L'hyperesthésie n'a pas encore été signalée, du moins à notre connaissance; cependant elle était très manifeste chez le petit malade qui fait le sujet de notre première observation. Cette exagération de la sensibilité s'observait sur les membres et le tronc, mais elle était surtout très prononcée à la région dorsale, et l'on ne pouvait toucher l'enfant, même en ayant soin de détourner son attention, sans lui faire pousser des cris déchirants.

Cette hyperesthésie persista pendant douze jours. On peut admettre, dans ce cas, que l'inflammation franchissant les limites des cornes antérieures s'est étendue aux cornes postérieures pour donner lieu à ce phénomène passager.

De plus, les faits dans lesquels on observe de la douleur à la région vertébrale et dans les membres qui seront frappés, ou même une véritable hyperesthésie, ne sont pas absolument rares et militent en faveur de l'extension de la lésion aux cornes postérieures.

Altérations cutanées. — Il en est de même des altérations cutanées, qui, à vrai dire, sont exceptionnelles dans la paralysie infantile de date récente, mais qu'on peut rencontrer quelquefois et qui, pour nous, sont plutôt le résultat d'une irritation de la substance grise des cornes postérieures que celui des troubles circulatoires produits par l'atrophie. Leur rareté même tendrait à prouver qu'elles tiennent à une modification de la moelle et qu'elles ne sauraient être attribuées uniquement à l'influence nocive des causes extérieures sur des lieux de moindre résistance. Dans un mémoire intitulé : *De certains ulcères des téguments dans la paralysie atrophique de l'enfance,* et adressé à la Société de chirurgie en 1879, M. Nepveu a montré que des troubles trophiques pouvaient s'observer du côté de la peau des membres paralysés, quoique leur absence fût jusqu'alors considérée comme un signe propre à la maladie. Il cite à l'appui plusieurs observations intéressantes recueillies dans le service de M. Verneuil, dont la première seule nous arrêtera. Il s'agissait d'une jeune fille de 19 ans, atteinte de paralysie infantile à l'âge de sept ans, et qui, depuis lors, présentait chaque hiver, sur la jambe gauche, des ulcérations superficielles, très sensibles au toucher et indolentes spontanément. Il est à remarquer que ces exulcérations rebelles à tout traitement guérirent très rapidement par l'application de l'électricité. Nous avons pu voir, à l'hôpital Trousseau, dans le service de M. Lannelongue, un petit garçon de 6 ans environ, atteint de paralysie atrophique de la jambe gauche depuis l'âge de deux ans et chez lequel apparaît depuis, tous les hivers, une plaque ulcéreuse parfaitement limitée à la peau correspondant au triceps sural. Cette ulcération, d'ailleurs peu profonde, et qui succéderait à des bulles remplies de sérosité qui se sont rompues, à une sorte d'ecthyma, disparait sans traitement dès que revient la bonne saison.

La jambe est très atrophiée, la température est plus basse que celle du côté sain, mais la sensibilité est intacte.

Nous nous bornons à signaler ce cas, qui doit faire le sujet d'une prochaine communication.

Comment expliquer ces faits ? Faut-il admettre que la substance grise des cornes antérieures étend son action à la peau, ou devons-nous rapporter les troubles trophiques cutanés à la seule irritation des régions postérieures de la moelle ?

Actuellement, il est impossible, croyons-nous, de trancher la question. Toutefois, rien ne s'oppose à penser que la lésion primitive, c'est-à-dire l'inflammation des cornes antérieures survenue, sous l'influence du froid, ne joue ici le rôle d'épine par rapport aux cornes postérieures, et que les troubles trophiques, après avoir un moment disparu, se reproduisent, à chaque réapparition nouvelle de la cause de l'irritation qui détermine une nouvelle diffusion, une nouvelle poussée. Quoi qu'il en soit, l'action du froid ne

saurait suffire à produire ces troubles cutanés et nous pensons qu'il faut en attribuer la pathogénie à l'influence des
lésions du système nerveux central. Sans doute, ces troubles rares n'ont rien de comparable aux eschares, aux érup-
tions, qui suivent rapidement les myélites aiguës généralisées ou qui frappent tout un segment de la moelle, car
ils n'ont été observés jusqu'à présent qu'à la période
atrophique; mais ne faut-il voir là, avec M. Nicaise, que
des altérations purement secondaires développées sur un
lieu de moindre résistance, et la lésion qui a déterminé
l'atrophie des muscles, diminué le calibre des vaisseaux et
abaissé la température des membres, ne jouerait-elle aucun
rôle dans la producti on des altérations de la peau ?

M. Vulpian, dans ses leçons sur les vaso-moteurs, tout
en admettant l'influence des causes modificatrices extérieures sur les régions du tégument dans lesquelles l'influence trophique des centres nerveux est abolie ou exagérée,
accorde aux lésions cutanées une origine plus élevée : « Je
crois, dit-il, que le trouble de l'influence trophique peut
souvent suffire, par lui-même, pour provoquer le développement d'altérations variées de la peau.

« C'est par la médiation des diverses sortes de fibres nerveuses destinées au tégument cutané que ce trouble agit
sur les actes nutritifs qui s'effectuent dans ce tégument.
Comme les fibres sensitives semblent être les principaux
conducteurs de l'influence trophique qu'exercent les centres nerveux sur la peau, c'est surtout par l'intermédiaire
de ces fibres que les lésions des centres nerveux peuvent
provoquer des altérations cutanées.

« Quant aux fibres vaso-motrices, elles n'influent pas
d'une façon spéciale sur la production de ces altérations.
Rien ne s'oppose à ce qu'on admette que la paralysie de
ces fibres a pour conséquence une modification nutritive

de la paroi des vaisseaux ; mais cette modification, si elle existe, n'est pas, en tous cas, la cause des altérations de la peau observées dans ces conditions, car la section isolée des nerfs vaso-moteurs ne détermine jamais rien d'analogue à ces altérations.

On le voit, les quelques cas de troubles trophiques de la peau observés dans la paralysie infantile doivent être rapportés à une irritation de la moelle, très probablement de la substance grise postérieure.

Sécrétion sudorale. — C'est sans doute à la même cause qu'il faut attribuer l'amincissement, l'état lisse tout particulier de la peau, les troubles plus ou moins prononcés du fonctionnement des glandes cutanées ou du développement des phanères. Comment expliquer, en effet, cette sécrétion sudorale exagérée qu'on observe quelquefois sur les membres paralysés, si ce n'est par une altération dans les fonctions des nerfs ?

Cependant cette question n'est pas encore complètement élucidée, et il faut faire des réserves sur l'influence que peuvent avoir les troubles de la circulation locale sur la production de ces phénomènes. Nous citons plus loin (obs. II) le cas d'un enfant de 4 ans, dont la paralysie ne datait que de trois mois et chez lequel la région antéro-externe de la jambe se couvrait de sueurs abondantes depuis une quinzaine de jours ; ce qui offrait un contraste étonnant avec la cyanose et le refroidissement du membre paralysé. Ces sueurs disparurent rapidement sous l'influence de l'électricité. Des faits du même ordre ont été observés dans la paralysie spinale aiguë de l'adulte, qui, on le sait, ne diffère en rien de ce qu'elle est dans l'enfance, quant aux lésions de la moelle du moins.

F. Müller et Althaus en rapportent chacun un exemple.

Œdème. — Il est plus commun de voir se produire une infiltration œdémateuse des membres paralysés, surtout aux extrémités inférieures. M. Laborde en cite déjà plusieurs exemples dans sa thèse. Cet œdème plus ou moins prononcé peut apparaître dès le début de la maladie ou mieux à la période atrophique. Dans le premier cas, M. Vulpian explique le mécanisme de sa production par l'affaiblissement de l'activité tonique des vaso-constricteurs et l'inertie des muscles des membres paralysés. « L'affaiblissement des nerfs vaso-constricteurs, dit-il, détermine une dilatation des petits vaisseaux munis d'une tunique musculaire, principalement des artères et des artérioles ; il y a donc une stase relative du sang veineux. Chez les individus atteints de paralysie des muscles, il faut tenir compte de l'annulation d'une des influences qui favorisent le mouvement centripète du sang dans les veines, c'est-à-dire de l'abolition des contractions musculaires.

« Dans les cas où l'œdème ne se produit que tardivement, il peut y avoir en outre (étant donnée l'atrophie musculaire), un certain degré d'altération des parois vasculaires : quoique ce soit là un facteur tout à fait hypothétique, cependant son intervention est très vraisemblable. Pendant longtemps les parois des capillaires peuvent rester saines, mais elles doivent finir par se fatiguer et subir un relâchement qui constitue une condition favorable à une transsudation séreuse. »

Etat de la température. — Le refroidissement des parties atrophiées a frappé tous les observateurs, et on a cité des cas dans lesquels il y avait une différence de température de 5 à 10 degrés avec les membres sains : cet abaissement pourrait même aller jusqu'à mettre le membre atteint en équilibre de température avec l'air ambiant. Mais la marche de la température dans tout le cours de la paralysie spinale infantile n'a pas encore été notée. On s'est borné à signaler la fièvre initiale et le refroidissement de la période atrophique. Cependant il serait intéressant de savoir si, au début et alors que les muscles atteints ou qui vont l'être sont douloureux, ces muscles présentent une élévation de température qui serait en rapport avec la rougeur et la turgescence qu'on observe quelquefois dans les membres paralysés.

Dans notre observation III, où nous avons pu prendre la température sept jours après le début, le thermomètre à températures locales de M. Alvergniat accusait une différence de six dixièmes de degré au profit de la jambe droite paralysée. Quarante-huit heures plus tard, la différence n'était plus que de deux dixièmes pour être nulle quatre jours après. Mais à partir de ce moment la température baissa dans la jambe atteinte en même temps que survint l'atrophie, et en huit jours elle tomba à 32,3, de 34°,8 où elle était d'abord. Mais quel mécanisme invoquer pour expliquer ces changements rapides, si ce n'est l'action que la moelle produit en modifiant l'influence des fibres nerveuses vaso-motrices sur les vaisseaux ou celle des divers autres ordres de fibres sur les éléments anatomiques extra-vasculaires ?

« Aux lésions et aux modifications fonctionnelles morbides des centres nerveux, dit M. Vulpian, peut correspondre soit une augmentation, soit une diminution de la calorification dans telle ou telle partie du corps. Cette influence des centres nerveux peut s'exercer par l'intermédiaire des nerfs vaso-moteurs, et puisque les nerfs ont leur origine dans l'axe bulbo-spinal, les modifications de l'activité de la substance grise du bulbe et de la moelle pourront se traduire par une constriction ou une dilatation des vaisseaux à parois musculaires, soit dans une partie du corps, soit dans tout l'organisme suivant l'étendue et le siège de la lésion. Il en résultera nécessairement un abaissement ou une élévation de la température.

« En outre, les centres nerveux peuvent agir, selon toute vraisemblance, d'une façon directe sur la nutrition intime et sur les divers phénomènes physico-chimiques qui s'effectuent dans la substance organisée des tissus, et ils peuvent par conséquent influencer la thermogénèse. Cette influence est probablement conduite dans les tissus par les diverses fibres nerveuses qui mettent les centres nerveux en communication, d'une façon plus ou moins médiate, avec les éléments de ces tissus. C'est par l'intermédiaire des fibres nerveuses motrices que les centres nerveux gouvernent en quelque sorte la nutrition des faisceaux musculaires primitifs et sans doute les divers phénomènes physico-chimiques qui s'y produisent. »

Rien d'étonnant alors à ce que l'inflammation de la substance grise antérieure retentisse jusque sur les muscles dans lesquels se terminent les fibres nerveuses qui tirent leur origine de la région de la moelle enflammée. L'élévation de la température des muscles au début correspondrait donc d'une part à la dilatation des vaisseaux et aux troubles trophiques transmis par les fibres nerveuses motrices, et son abaissement serait dû plus tard à la constriction des vaisseaux et à la diminution des actes nutritifs qui s'exercent dans les éléments extra-vasculaires. La cyanose et l'œdème qu'on observe quelquefois résulteraient ainsi d'une gêne circulatoire succédant à l'hyperémie active des premiers jours.

Conctracture. — Il importe de distinguer la contracture du raccourcissement permanent des muscles, résultant de la paralysie de leurs antagonistes, qu'on observe si fréquemment dans la paralysie infantile. La contracture, en effet, comme l'a définie M. Straus dans sa thèse d'agrégation, est une contraction tonique, persistante et involontaire d'un ou de plusieurs muscles de la vie animale. Les déformations, les pieds bots équins, que laisse après elle la paralysie spinale aiguë, ne sont que des raccourcissements par adaptation, tenant à la tonicité des muscles sains, qui n'est plus contrebalancée par celle de ses antagonistes. La différence entre ces deux états est énorme, car tandis que l'un dépend de l'action morbide du système nerveux central, l'autre est le résultat de son défaut d'action. M. Hayem a le premier signalé l'existence de contractures dans la paralysie infantile. M. Hertmann (thèse 1876) a noté des contractures spontanées et passagères sur quelques muscles des extrémités supérieures chez un homme de 28 ans, atteint de paralysie spinale aiguë, et Kussmaul (Progrès médical, 1874) cite le cas d'une femme de 33 ans qui a présenté une contracture très marquée mais passagère des gastro-cnémiens et du soléaire des deux jambes. Nous avons observé également, chez le petit malade de notre observation I, une contracture si prononcée des muscles du dos qu'il a été en opisthotonos pendant 12 jours. Dans ces diverses circonstances, le processus morbide dépassant la région des cornes antérieures, a envahi les cordons latéraux pour atteindre peut-être aussi les méninges. A côté des cas dans lesquels la contracture

est précoce et passagère, il faut citer ceux dans lesquels
elle est tardive et permanente, comme dans un cas observé
par M. Nepveu. Ces faits sont rares eu égard à la fréquence
de la sclérose des cordons antéro-latéraux qui accompagne l'atrophie des cellules motrices.

Ces lésions n'entraînent donc pas toujours nécessairement la manifestation de cet état de rigidité des muscles,
et il faut, pour qu'il se produise, l'intervention de circonstances que l'analyse n'a pas encore permis de dégager.

Les détails dans lesquels nous sommes entrés nous dis-
pensent de nous arrêter longtemps à la théorie myogénique de M. Bouchut, et sur laquelle nous n'insisterions
pas, si elle n'avait trouvé depuis peu quelques partisans
en Allemagne.

La maladie, à les en croire, serait purement phériphé-
rique et musculaire. Il faudrait l'attribuer à une atrophie
aiguë musculaire graisseuse des fibres musculaires et non
à une altération nerveuse qui ne serait que secondaire.
Pour eux la maladie débuterait par la fibre musculaire,
gagnerait les nerfs par l'intermédiaire des terminaisons
nerveuses intra-musculaires pour remonter par les troncs
nerveux jusqu'aux racines et atteindre enfin les cellules
des cornes antérieures.

La lésion spinale, quand elle existe, ne date pas du début de la paralysie, elle en serait la conséquence et résul-
terait de l'abolition du mouvement. Elle présenterait le
même aspect que les altérations qu'on observe chez les
vieux amputés dont on examine la moelle longtemps après
le début de l'accident. Sans nier d'une façon absolue la
possibilité de cette évolution morbide dans certains cas de
paralysie de l'enfance, il faut reconnaître que le chapitre

des maladies primitives des muscles est encore trop. restreint pour entraîner la conviction.

D'ailleurs la pathologie musculaire ne saurait expliquer la rapidité de la paralysie et de l'atrophie pas plus que les symptômes complexes qu'on peut observer au début de la maladie et dont les altérations primitives de la moelle rendent suffisamment compte. D'une façon générale la paralysie infantile est sous la domination directe du système nerveux central, et si dans l'immense majorité des cas, la lésion se cantonne dans un département nettement circonscrit de la moelle, ce n'est pas à dire pour cela qu'elle y demeure fatalement confinée. Le processus morbide peut franchir la limite des cornes antérieures pour s'étendre et envahir des régions qu'il respecte d'ordinaire.

Si les lésions trouvées dans les nécropsies sont toujours celles d'une myélite, s'ensuit-il que les symptômes de paralysie observés pendant la vie, et qui, souvent, rétrocèdent où disparaissent même complètement, soient d'une façon constante et nécessairement le résultat d'une inflammation ? Nous ne le pensons pas, et les cas dans lesquels la paralysie, survenue brusquement, disparaît de même, en quelques jours ou en quelques semaines, nous porte à croire qu'au début la lésion médullaire peut consister dans une hyperémie simple, et que les phénomènes nerveux de courte durée, observés alors, correspondent à une congestion de la moelle.

Congestion de la moelle. — M. Brown-Séquard, sur la foi de plusieurs auteurs, avait d'abord émis l'opinion que la paralysie réflexe est commune dans l'enfance. Mais, dans ses leçons sur les paralysies, traduites par M. Gordon, il reconnaît son erreur et dit que la forme la plus fréquente de paralysie dans l'enfance est celle qui est due à une congestion de la moelle, avec effusion de sérosité. La paralysie réflexe pure, sans congestion, est très rare, ce qui n'empêche pas qu'elle ne puisse, quand elle existe, produire secondairement une lésion de la moelle qui entraîne à son tour l'atrophie des muscles.

Quoiqu'on ait parfois abusé des actions réflexes, ce n'est pas une raison pour les rejeter absolument; quand des irritations périphériques saisissables, comme le froid par exemple, sont immédiatemeut suivies de troubles de la motilité, ces phénomènes ne peuvent être expliqués autrement que par les modifications apportées dans le fonctionnement des cellules nerveuses d'où les nerfs périphériques, irrités, tirent leur origine.

Maintenant que nous connaissons les diverses altérations du système nerveux qui produisent les troubles multiples, durables ou éphémères qu'on observe dans la paralysie infantile, voyons quelles sont les conditions qui peuvent leur donner naissance.

ETIOLOGIE.

Si tous les auteurs sont d'accord sur la lésion caractéristique de la paralysie infantile, il s'en faut de beaucoup qu'il en soit de même sur la cause qui peut la produire. Tandis que les uns incriminent l'hérédité, le lait de la nourrice, les émotions, d'autres invoquent des circonstances ou des accidents qui sont pour ainsi dire l'apanage de la première enfance, comme la dentition, la diarrhée, la présence de vers intestinaux. Il en est encore qui, prenant avec Duchenne de Boulogne l'effet pour la cause, attribuent la maladie à des convulsions, à des vomissements. M. Laborde, dans sa remarquable thèse, se contente de dire qu'on a beaucoup exagéré l'influence de toutes ces indispositions, mais il ne peut indiquer aucune cause probable de la paralysie. Cependant il signale le froid et reconnaît que son influence sur les muscles est capable de retentir jusque sur les centres, par l'intermédiaire des nerfs périphériques.

Rillet et Barthez, dans une note ajoutée au chapitre qu'ils ont consacré à la paralysie essentielle, pensent qu'il faudrait admettre deux formes de paralysies, l'une franchement rhumatismale, l'autre liée à un trouble fonctionnel de l'appareil central de l'innervation. La première, beaucoup plus rare, serait due uniquement au refroidissement.

Rosenthal, dans son Traité des maladies du système nerveux, fait jouer un rôle prépondérant aux troubles de l'innervation, qu'on rencontre souvent chez les parents, mais il n'accorde qu'une influence problématique à l'action du froid.

Hammond, ayant observé plusieurs cas, deux entre autres, concernant deux frères, dans lesquels l'action du froid ne pouvait être mise en doute, range cet agent au nombre des causes de la maladie. Il s'agissait de deux enfants dont le mal avait été occasionné par la nourrice qui les avait laissés couchés sur le sol humide pendant plus d'une heure.

Dans les ouvrages récents, dans les thèses soutenues depuis quelques années devant cette Faculté, les auteurs accordent une petite place au refroidissement parmi toutes les autres causes qu'ils considèrent encore comme pouvant déterminer la paralysie atrophique.

Dans une clinique publiée en 1867 dans l'*Union médicale*, M. Bouchut dit, qu'à côté des paralysies spinales et essentielles de l'enfance, consécutives à la convalescence ou produites par des causes inconnues, il faut placer les paralysies atrophiques graisseuses. « Si l'origine de ces paralysies est souvent obscure, il est évident qu'elle doit être, chez quelques enfants, attribuée à l'influence du froid extérieur ou d'un refroidissement déterminé par les langes imbibés d'urine. »

M. Onimus, dans les cas nombreux de paralysie infantile qu'il a pu observer, est arrivé à établir que le froid en était presque constamment la cause.

Chaque fois qu'il est possible d'obtenir des renseignements précis, on trouve toujours, et d'une façon indiscutable, que le refroidissement est le point de départ de la maladie. Les parents, que l'action d'une cause aussi simple ne saurait frapper, attribuent le plus souvent la paralysie à des faits étranges, et font remonter son origine à des convulsions internes, quand ils ne peuvent l'expliquer par l'appariton de phénomènes extérieurs qui sont déjà le résultat du processus morbide.

Mais pour peu qu'on néglige ces causes bizarres, il est, en général, facile de dégager le début de l'affection de l'obscurité dont on se plaît à l'entourer, et, dans la majorité des cas, il est permis de retrouver sinon le moment dans lequel l'enfant a pris froid, du moins les circonstances qui ont amené le refroidissement. Et, d'ailleurs, il faut avoir un grand égard de l'âge des malades qui ne peuvent rendre compte de leurs impressions. Car les adultes eux-mêmes, qui sont atteints d'une bronchite, d'une angine et dont la cause productrice pour tout le monde est le froid, ne peuvent pas toujours préciser le moment où cet agent a exercé son influence funeste.

Il y a plus : une maladie de l'adolescence et de l'âge adulte dont les lésions anatomiques et l'évolution morbide ne diffèrent en rien de celles de la paralysie infantile, reconnaît pour cause unique l'action du froid.

Dans presque toutes les observations de paralysie spinale aiguë chez l'adulte, le froid est noté comme ayant été la cause première de l'affection.

Pourquoi la paralysie infantile ferait-elle exception ? Pourquoi la cause qui lui donne naissance à un âge plus avancé exercerait-elle une action moins intense dans l'enfance ?

Il nous semble, au contraire, qu'elle doit avoir plus de prise à cet âge, auquel l'organisme en évolution présente moins de résistance anx influences nocives des agents extérieurs.

Du reste, les quelques cas observés récemment par M. Onimus et par nous démontrent clairement le rôle que peut jouer le froid dans l'étiologie de cette affection.

1. A..., garçon âgé de 2 ans, très bien portant la veille. Paralysé des deux jambes le matin.

Or, dans le mois de juillet on avait laissé la fenêtre ouverte pendant la nuit. Mais comme il perçait des dents, on attribua la maladie à la dentition. Pas de convulsions.

2. M K..., fille de 4 ans. Paralysie complète des bras et des jambes à la suite d'une longue promenade en plein soleil au mois de juillet. Fièvre intense. Convulsions.

3. B..., fille âgée de 2 ans et demi. Paraplégie à la suite d'une fièvre qui dura deux jours et qui était survenue après une promenade dans les bois. Pas de convulsions.

4. M. L..., garçon de 4 ans. Paralysie de la jambe droite survenue après un accès de fièvre accompagnée de vives douleurs dans les membres. Les

jours précédents il avait pris des bains froids avec une grande répugnance.

5. Petit garçon bien portant. S'endort à l'ombre sous un arbre le dos
étendu sur le sol. A son réveil, il est paralysé.

6. M. B..., garçon de 2 ans et demi. Fièvre. Paraplégie à la suite d'un
voyage en chemin de fer, les vasistas du wagon étant restés ouverts.

7. F. G..., fille de 4 ans. Fièvre. Paralysie des quatre membres. Avait
joué beaucoup la veille en plein air et par un temps froid.

8. A. G..., garçon de 17 mois. Paralysie du membre inférieur droit. La
veille de l'accident, sa mère était montée avec lui sur l'impériale d'un
omnibus; en sortant d'un atelier de repasseuse où elle était restée longtemps à une température élevée.

Nous pourrions multiplier les exemples et retrouver
dans les observations anciennes des faits du même genre.
Mais ceux que nous avons cité suffisent à établir péremp-
toirement l'action du froid sur la production de la paralysie infantile. Dans ces cas, en effet, l'action est évidente,
l'effet qu'elle détermine est immédiat. Mais que de fois
n'arrive-t-il pas que la maladie éclate chez des enfants
dont les parents sont esclaves des caprices de la mode !
Nous ne saurions trop proscrire la funeste habitude qu'on
a de laisser nus les jambes et les bras sous prétexte de co-
quetterie. Car si l'exposition de ces parties au froid peut
quelquefois occasionner chez l'adulte le développement
de la paralysie spinale, à plus forte raison chez l'enfant.

Sans doute, il faut faire intervenir, dans une certaine
mesure, les conditions individuelles qui diminuent la force
de résistance.

Ainsi toutes les causes débilitantes exagèrent la suscep-
tibilité au froid. Les enfants faibles, qui relèvent de maladie, ceux chez lesquels la nutrition se fait mal ou dont le
régime est insuffisant sont plus aptes à ressentir les atteintes des agents extérieurs que les enfants en bonne santé et

bien nourris. Cependant c'est un fait d'observation que ce sont ceux-là qui sont le plus souvent frappés de paralysie.

Cette fréquence relative serait due, selon nous, à des marches de longue durée, à des exercices parfois immodérés, immédiatement suivis d'un repos absolu. L'évaporaration de la sueur est, en effet, une cause de refroidissement intense. C'est par l'évaporation de l'eau ou de l'urine que s'explique encore le refroidissement qui peut survenir après un bain ou lorsque l'enfant a souillé ses langes. En outre, le vent, les courants d'air un peu rapides, exagèrent l'action du froid sur les régions du corps qui sont découvertes et qui ont été mouillées.

Nous devons faire remarquer également que, le plus souvent, la maladie débute, non pas en hiver, mais au printemps, en été ou à l'automne. C'est qu'en effet, dans ces différentes saisons, les causes de refroidissement sont plus fréquentes chez les enfants. Nous les trouvons dans les promenades, les jeux en plein air, les bains, les vêtements légers, l'habitude de mettre à nu les bras et les jambes, le séjour à l'ombre, sous les arbres, le repos sur l'herbe ou sur la terre humide.

Très rarement, la maladie reconnaît pour cause l'action directe du froid intense; elle est due, le plus souvent, au passage du chaud au froid; et c'est pour cela qu'elle présente son maximum de fréquence dans la saison chaude.

D'ailleurs, la suractivité musculaire et fonctionnelle qu'on observe alors ne peut-elle pas agir sur la moelle, modifier son fonctionnement et préparer le terrain aux congestions? Nous avons cité le cas d'une petite fille chez laquelle la maladie s'était déclarée au retour d'une procession dans le mois du juillet; chez une autre malade, la fièvre avait éclaté après une longue journée passée en plein soleil, à jouer dans le sable humide, sur les bords de la mer.

Toutes ces conditions sont bien faites pour expliquer la possibilité d'un refroidissement et nous considérons les exercices musculaires, les fatigues et les sueurs qu'ils déterminent comme des causes qui favorisent l'action du froid. Ainsi donc, à notre avis, il faut ramener l'étiologie de la maladie que nous étudions à une simplicité, à une unité parfaite.

Le froid est une cause banale qu'on invoque à tout propos ; les changements de température sont si fréquents qu'il est toujours possible de les faire intervenir pour retrouver l'origine d'un mal auquel on ne peut attribuer d'autre cause que le refroidissement.

Mais si, dans un certain nombre d'affections, il ne joue qu'un rôle tout à fait accessoire, nous sommes convaincu qu'il est le seul point de départ de la paralysie atrophique de l'enfance.

D'ailleurs, l'influence du froid sur les nerfs est admise depuis longtemps, et, de plus, presque tous les cas de myélite aiguë reconnaissent pour cause l'action de cet agent.

Les expériences de MM. Brown-Séquard, Waller, Rosenthal, Weir Mitchell et Vulpian ont démontré que les nerfs soumis au refroidissement deviennent le siège d'une congestion vive pouvant aller jusqu'à l'inflammation. Graves (Cliniques, tome Ier, page 644) cite le cas d'un homme atteint de paralysie pour avoir eu les pieds exposés au froid et à l'humidité. Ce fait prouve bien que les irritations produites par le froid, sur un point du système nerveux périphérique, peuvent se propager jusqu'aux centres.

La théorie de M. Vulpian, sur la production de la méningite *a frigore*, peut s'appliquer à l'inflammation de la substance médullaire, occasionnée par le froid agissant à distance. « Toutes les fibres nerveuses peuvent, dit-il, jouer le rôle de fibres trophiques par rapport aux éléments anatomiques auxquels elles se rendent ; cela étant admis, il est permis de penser que l'irritation due au froid, agissant sur les extrémités périphériques des nerfs cutanés, peut troubler la nutrition des parties de la moelle, d'où naissent les fibres sensitives destinées aux méninges, et déterminer ainsi une perturbation plus ou moins vive de la nutrition intime des éléments anatomiques de ces membranes, perturbation qui constitue l'irritation inflammatoire. »

Rien de plus aisé que d'expliquer de cette façon le mécanisme de la production de la myélite des cornes antérieures.

Les terminaisons nerveuses intra-musculaires reçoivent l'influence nocive du froid et la transmettent par l'intermédiaire des troncs nerveux aux cellules d'où ces nerfs tirent leur origine.

Il faut donc admettre que l'irritation produite par le froid sur certaines parties du corps réagit sur la moelle et modifie la circulation de cet organe, dans la région où aboutissent les nerfs de la partie périphérique soumise au refroidissement.

Ce phénomène est parfaitement démontré par l'expérience de MM. Brown-Séquard et Tholozan. Ces auteurs ont vu que l'immersion d'un pied, d'une main dans l'eau froide amenait immédiatement un abaissement de la température dans le membre correspondant non immergé.

Mais il faut faire intervenir, dans la production des maladies causées par le froid, certaines prédispositions individuelles dont nous avons parlé il y a un instant. Car il n'y a pas de rapport constant entre la partie du corps refroidie et l'organe éloigné atteint par l'inflammation. Et si le refroidissement du cou produit la laryngite ou l'angine, celui de la poitrine, la bronchite, si l'action du froid sur les bras ou sur les jambes amène quelquefois une inflammation du renflement cervical ou lombaire, il s'en faut que ce soit là une règle générale, et tout le monde sait que le refroidissement des pieds peut donner lieu à toutes ces maladies Comment expliquer qu'une même cause puisse produire des effets aussi variés? D'où vient que sur cent enfants qui se refroidissent, il n'y en a pas deux qui contractent la même affection?

C'est aux prédispositions individuelles qu'il faut demander l'explication de ces phénomènes.

M. Laveran (article Froid du Dictionnaire de Dechambre) s'exprime ainsi : « Ces prédispositions tiennent à l'âge, au sexe, au tempérament, aux maladies antérieures ; cela tient enfin à la faiblesse congénitale ou acquise de telle ou telle partie de l'organisme.»

« Chaque personne a sa manière habituelle d'être malade, dit Broussais, et il y a des idiosyncrasies qui disposent à telle sorte d'inflammation, plutôt qu'à telle autre. »

Il faut admettre qu'il y a chez les enfants, plus encore que chez les adultes, des lieux de moindre résistance sur lesquels se localisent les inflammations, lorsque l'organisme est soumis à l'influence du froid. Et la nocuité de cet agent s'exercera de préférence sur les éléments anatomiques supérieurs, dont la structure est plus délicate, mais qui correspondent le plus souvent aux tissus qui ont été primitivement soumis au refroidissement.

« Ces idiosyncrasies, dit M. Laveran, tiennent peut-être à des dispositions particulières des vaso-moteurs qui présentent un développement plus ou moins considérable dans tel ou tel organe, suivant les individus. La richesse du réseau capillaire superficiel est très variable : chez les uns, la peau rougit à chaque instant, chez d'autres, la tonicité des vaisseaux paraît être plus grande et leur paralysie est plus difficile à produire. Pourquoi la disposition des réseaux vasculaires profonds n'offrirait-elle pas des différences d'un individu à un autre ? »

Quoi qu'il en soit, il est certain que l'impression du froid peut déterminer une myélite et que le plus souvent le brusque début de la maladie, suivant de très près l'action nocive, ne permet pas de penser à une altération nerveuse propagée par continuité de tissu, jusqu'aux centres.

Dans ces cas, il faut admettre une action du froid à distance, laquelle imprime des modifications de nutrition aux cellules nerveuses sur lesquelles elle retentit.

Frimberg, cité par Vulpian dans les Archives de physiologie de 1873, a donné, pour ainsi dire, la démonstration expérimentale de l'action du froid sur la moelle. « Cet auteur rase la peau d'un lapin, et sur le tégument mis à nu il lance un jet d'éther sulfurique à l'aide d'un appareil de Richardson. Il recommence la pulvérisation d'éther trois jours après ; au bout de quatre semaines on voit survenir de l'incontinence d'urine, puis une paralysie suivie bientôt de la mort. A l'autopsie, on trouve une myélite s'étendant à toute la longueur de la moelle épinière jusqu'à la région cervicale.

Aussi bien, le froid par son action sur la circulation permet d'expliquer l'évolution du processus morbide observé dans la majorité des cas de paralysie infantile. Il est très probable qu'il y a d'abord, sous l'influence du refroidissement, paralysie des vaso-moteurs et que la maladie débute par une hyperémie de la moelle et une exsudation vasculaire. Cette congestion peut devenir assez intense pour compromettre la nutrition des cellules nerveuses de la substance grise, et alors apparaissent les signés de toute inflammation ; la fièvre s'allume.

Si, au début, l'irritation inflammatoire est d'une intensité et d'une étendue modérées, la guérison complète est possible. Mais si, au contraire, l'irritation attaque la structure délicate des cellules nerveuses, il se produit des lésions parfois irréparables. La grande richesse de la substance grise en vaisseaux capillaires fait que les troubles vasculaires se manifestent plutôt sur elle que sur les faisceaux blancs.

Cette donnée permet de supposer que, dans certains cas, les lésions qui ont envahi la substance blanche peuvent rétrocéder, tandis que la substance grise des cornes antérieures, en raison de sa plus grande délicatesse et de sa plus forte vascularisation, subit des altérations plus ou moins profondes, plus ou moins durables, dont le temps et un traitement approprié peuvent seuls triompher.

Quoi qu'il en soit, nous croyons avoir suffisamment établi que la paralysie infantile ne reconnaît, le plus souvent, d'autre cause que le froid, et que l'âge, le sexe, la constitution, l'hérédité, etc., ne sont que des conditions favorables qui augmentent l'influence nocive de cet agent.

Et si, dans le tableau que nous donnons plus loin et que nous avons dressé d'après le relevé de 140 observations, prises par les divers auteurs qui se sont occupés de la question, nous ne trouvons que 37 cas bien authentiques, dans lesquels la maladie ait été occasionnée par le froid, nous ne pouvons attribuer ce chiffre, relativement restreint, qu'à l'insuffisance des recherches ou au défaut de renseignements.

Pour terminer ce qui a trait à l'étiologie, il nous reste à jeter un coup d'œil rapide sur les diverses circonstances qui peuvent favoriser le début de la paralysie infantile.

Contrairement à ce qu'on observe chez l'adulte, où la maladie frappe surtout l'homme, en raison de la nature de ses occupations probablement, le sexe ne paraît jouer aucun rôle dans la production de la paralysie spinale chez l'enfant. Sur 140 cas que nous avons relevés, la proportion est à peu près la même pour les deux sexes : nous avons trouvé, en effet, 77 garçons pour 63 filles. Et cette faible différence ne devrait être attribuée, selon nous, qu'aux conditions extérieures de la vie qui, dans l'enfance, sont sensiblement les mêmes pour l'un et pour l'autre sexe.

L'âge, au contraire, semble avoir une influence manifeste dans l'apparition de la maladie qui nous occupe. Il suffit de se reporter au tableau que nous donnons plus loin pour voir que la paralysie infantile présente son maximum de fréquence de un à quatre ans. Ne faut-il voir là qu'une simple coïncidence? Nous ne le pensons pas. Il est très probable que ce plus grand nombre de cas à cette époque de la vie n'a pas d'autre cause que le froid.

A cet âge, en effet, l'organisme offre peu de résistance aux agents extérieurs, et nous savons que c'est alors qu'il est le plus exposé à leur action, car, à partir du moment où il commence à marcher jusqu'à l'âge où il peut rendre compte de ses impressions, l'enfant est sujet à toutes les causes de refroidissement.

L'hérédité est ordinairement regardée comme n'ayant aucun rôle dans la production de la paralysie spinale de l'enfance. Toutefois, Hammond, Rosenthal, Laborde purent

noter dans certains cas des accidents nerveux chez les ascendants. Nous-même, nous avons pu trouver deux fois le
nervosisme chez les parents de deux petits malades, dont
la mère de l'un était manifestement hystérique, tandis que
l'autre se plaignait de migraines qui revenaient périodi-
quement.

Dans un autre cas, la sœur aînée avait la chorée. Toutefois, comme dans les 140 observations que nous avons re-
levées, nous ne trouvons signalés que 9 cas où des troubles
nerveux aient été relatés chez les ascendants, nous ne
pouvons considérer l'hérédité que comme une cause pré-
disposante.

L'alcoolisme ne paraît pas avoir une grande influence.
Des diverses observations sur lesquelles porte notre tableau, il en est trois seulement où cette diathèse ait été indiquée chez les parents.

Il n'en est plus de même des maladies antérieures, et
leur rôle dans la production de la paralysie infantile nous
semble bien établi. Nous avons trouvé 19 cas dans lesquels
la maladie a débuté dans le cours ou pendant la convalescence d'une fièvre éruptive.

Cette proportion, relativement élevée, permet de croire
qu'il y a entre ces fièvres et la myélite antérieure aiguë un
autre lien que celui d'une simple coïncidence.

Quant aux autres causes invoquées : dentition, vomissements, convulsions, diarrhée, disparition d'un eczé-
ma, etc.... ce sont des faits qui n'autorisent aucune déduc-
tion sérieuse.

Un point sur lequel nous croyons devoir attirer l'attention, c'est que sur 13 cas de paralysie spinale observés sur
des sujets de 10 à 20 ans, il y en a 6 dans lesquels on a
noté une attaque de paralysie infantile antérieure. Or, sa-

chant que ces deux affections présentent des lésions anatomiques identiques, nous pouvons supposer que les traces
de la première atteinte jouent le rôle de foyer permanent et
sont le point de départ et la cause de la seconde. Car la
possibilité de la succession des deux maladies et le fait
d'une paralysie spinale frappant pour la seconde fois, et à
plusieurs années d'intervalle un même individu, permettent
de considérer ces cas comme des exemples de rechutes ou
plutôt de récidives d'une seule et même maladie.

En résumé, sur 140 cas de paralysie spinale, nous en
avons trouvé 37 dans lesquels la maladie ne pouvait être
attribuée qu'au refroidissement, 19 où elle était apparue
dans le cours ou au déclin d'une fièvre éruptive. 9 fois elle
avait frappé des enfants issus de parents présentant des
troubles du système nerveux ; 3 fois l'alcoolisme a été noté
chez les ascendants, et, enfin, sur 13 cas observés dans
l'adolescence, il en est 6 qu'on peut considérer comme des
récidives de paralysie spinale infantile.

RELEVÉ DE 140 OBSERVATIONS.

SEXE.

GARÇONS : 77   FILLES : 63

AGE.

Avant 6 mois..............	7	De 5 ans à 6 ans.........	3
De 6 mois à 1 an.........	7	De 6 ans à 7 ans.........	2
De 1 an à 2 ans..........	37	De 7 ans à 8 ans.........	4
De 2 ans à 3 ans.........	36	De 8 ans à 10 ans........	5
De 3 ans à 4 ans	20	De 10 ans à 20 ans.......	13
De 4 ans à 5 ans.........	6		

CAUSES.

Froid, 37.	Maladies antérieures. Fièvres éruptives, 19.	Hérédité. Etat nerveux des parents, 9. Alcoolisme, 3.	Récidives, 6.

Pour terminer ce chapitre, nous devons constater que dans les 66 cas qui restent, la dentition est le plus communément mentionnée, tandis que dans un certain nombre, aucune cause n'a été signalée, que cette lacune soit due à un défaut d'observation ou bien que la maladie ait débuté réellement avec une apparente spontanéité.

DIAGNOSTIC.

Après un refroidissement, survenu dans des circonstances qu'il est quelquefois impossible de préciser, après une promenade ou une journée passée le plus souvent à jouer en plein air, un enfant mis au lit le soir dans un parfait état de santé se réveille le matin complètement paralysé d'un ou de plusieurs membres. Quelquefois la nuit est mauvaise, l'enfant dort mal, est agité, les parents constatent de la fièvre qui peut s'accompagner de convulsions ou de troubles gastriques. Mais cet état dure peu de temps, et bientôt on constate des troubles de la motilité.

Que ceux-ci présentent la forme paraplégique ou hémiplégique, qu'ils envahissent les quatre membres ou se limitent à un seul, il est facile de voir, quand on veut lever l'enfant, qu'il est dans l'incapacité absolue de se servir des membres qui ont été frappés. La pression sur les parties atteintes est douloureuse ; les mouvements arrachent des cris au petit malade.

De plus, comme l'agent qui a impressionné la moelle ne limite pas toujours son influence aux cornes antérieures, on peut observer en même temps quelques troubles de la sensibilité et de la nutrition. Mais ces accidents qui dépendent de la diffusion initiale des lésions persistent rarement

et la maladie ne tarde pas à localiser surtout ses symptômes dans la sphère des fonctions des cornes antérieures.

En explorant la contractilité électro-musculaire des régions paralysées, on peut constater, mais moins facilement
que chez l'adulte, des phénomènes caractéristiques de la
maladie sur lesquels nous aurons à revenir et dont le plus
important est celui-ci : certains muscles répartis comme au
hasard dans la partie frappée ne donnent aucune réaction
ou en donnent une beaucoup plus faible que leurs homologues ou leurs voisins par l'application d'un courant induit.

Au bout de quelques jours les mouvements reviennent
dans la plupart des muscles atteints, mais on voit la paralysie se localiser justement dans ceux qui ne répondaient
plus à l'excitation faradique.

C'est alors que commence une période plus ou moins
longue variant de quelques semaines à plusieurs mois et
même à des années, période pendant laquelle les symptômes consistent dans la paralysie et l'atrophie des muscles
qui ont été le plus frappés. On observe, en même temps,
l'abaissement de la température des régions atteintes et,
plus rarement, des troubles de la sensibilité et de la nutrition du côté de la peau qui prouvent que si quelquefois les
lésions diffuses du début peuvent persister plus ou moins
longtemps, elles ont aussi une certaine tendance à s'étendre
des cornes antérieures à d'autres parties de la moelle.

L'atrophie plus ou moins précoce augmente en général
assez rapidement pour s'arrêter ensuite. On assiste alors
à un retour graduel à l'état normal, retour marqué par la
réapparition simultanée de la motilité volontaire et de la
contractilité faradique. De plus, les muscles atrophiés se
régénèrent et cette régénération est précédée d'une élévation

de la température qui tend à se remettre en équilibre avec la région du corps correspondante et qui a conservé son intégrité.

Dans le cas contraire, et pour peu qu'on tarde à appliquer un traitement approprié, les désordres une fois produits restent irréparables : un ou plusieurs membres demeurent atteints dans leur forme et dans leurs fonctions.

Tel est, rapidement tracé, le tableau de la paralysie spinale infantile. Examinons maintenant les principaux traits qui le constituent et qui permettent de porter un diagnostic certain. Comme M. Charcot, nous diviserons l'évolution de la maladie en deux périodes, l'une de paralysie, l'autre de régresion.

I. Période paralytique.

Début. — Le début de la paralysie infantile peut se faire suivant plusieurs modes. Immédiatement après l'impression du froid, l'enfant est pris d'un accès de fièvre, c'est le cas le plus fréquent, ou bien il éprouve d'abord du malaise, quelquefois des douleurs plus ou moins aiguës, et la fièvre s'allume bientôt ; enfin la maladie peut survenir d'emblée sans aucun symptôme prodromique.

La *fièvre* est un phènomène à peu près constant marqué par une élévation de la température et une augmentation du pouls.

Seulement sa durée est très courte et souvent elle n'existe déjà plus quand le médecin est appelé. En effet elle disparaît en une nuit, vingt-quatre, quarante-huit heures ; quelquefois elle persiste pendant huit ou quinze jours. Cet état fébrile est accompagné d'insomnie, d'agitation, de délire, de coma, suivant son degré d'intensité. Dans certains cas, on observe des vomissements ou de la diarrhée.

Quand la fièvre est précédée de malaise, de douleurs vives à la région vertébrale, elle s'accompagne de convulsions et quelquefois mais plus rarement de contractures. M. Onimus, tout en reconnaissant la fréquence des convulsions dans les maladies pyrétiques de l'enfance, les explique, dans le cas qui nous occupe, par l'influence de l'agent morbifique sur les régions de la moelle voisines du bulbe. Et il a remarqué à ce sujet que toutes les fois que le début avait été marqué par des convulsions, la paralysie frappait les membres supérieurs et parfois les muscles du cou.

Enfin la maladie peut débuter d'une façon insidieuse et sans aucun symptôme.

La paralysie survient alors d'emblée sans signe prémonitoire ; ce mode de début serait en rapport, selon nous, avec l'action du froid qui aurait été plus vive dans l'attaque des cellules motrices. Ce fait est assez rare, et la fièvre initiale est un symptôme à peu près constant de la maladie, ainsi que le veut sa nature elle-même.

Troubles de la sensibilité.

Douleurs du début. — Si les douleurs dans les membres qui doivent être paralysés sont un phénomène ordinaire dans la paralysie spinale de l'adulte, il n'en est pas de même chez l'enfant qui, après avoir joué et couru toute la journée, s'endort comme d'habitude pour se réveiller le lendemain avec sa paralysie.

Toutefois, il est des cas dans lesquels on ne peut tou-

cher aux membres atteints, sans arracher des cris aux petits malades. Et certains d'entre eux, déjà capables de
rendre compte de leurs impressions, accusent quelquefois
de l'engourdissement, des fourmillements, des cram-
pes douloureuses. En même temps ils se plaignent de
douleurs plus ou moins aiguëes dans la région vertébrale
dont le maximun d'intensité correspond au niveau des
lombes ou du cou suivant le siège ou l'étendue de la paralysie. En général ces douleurs disparaissent rapidement.

Douleurs de la période atrophique. — Plus tard, quand
survient la période atrophique, des phénomènes douloureux reparaissent dans les muscles, mais ils ne semblent
pas être spontanés, et pour les produire il faut exercer une
certaine pression sur les membres ou leur imprimer des
mouvements. Ces douleurs seraient dues aux modifications que subissent les terminaisons nerveuses intra-
musculaires.

Anesthésie. — Dans quelques cas on observe une diminution de la sensibilité ou même une véritable anesthésie de la région paralysée, ainsi que l'a signalé M. Vulpian. D'autres fois, mais beaucoup plus rarement, on a
noté de l'hyperesthésie. Ces faits témoignent de la diffusion
initiale de la lésion.

Troubles de la motilité.

La paralysie survient brusquement et atteint de suite
son *summum* de généralisation. Le plus souvent, tous les
muscles qui doivent être frappés le sont déjà lorsque

tombe la fièvre. Cependant on cite des cas où la paralysie se serait établie par poussées, l'état fébrile se prolongeant pendant une ou deux semaines.

Les formes de la paralysie sont variées : on peut observer la paralysie des quatre membres et du tronc, la paraplégie, l'hémiplégie et enfin la monoplégie ou même la paralysie d'un groupe musculaire et d'un seul muscle. Mais ces dernières formes sont rares et ne s'observent guère qu'à une période éloignée du début, alors que la plupart des muscles primitivement frappés ont déjà récupéré leurs mouvements. D'ailleurs le tableau suivant servira à fixer les idées.

Sur 140 cas nous avons trouvé :

43 fois la paraplégie ;
19 fois la paralysie des quatre membres ;
18 — paralysie du membre supérieur gauche ;
22 — — membre inférieur droit ;
12 — paralysie croisée ;
8 — hémiplégie droite ;
7 — hémiplégie gauche ;
5 — paralysie du membre supérieur gauche ;
3 — — membre supérieur droit ;
3 — paralysie des muscles du tronc et du cou.

Quant au mode d'invasion de la paralysie, nous devons remarquer que tous les muscles ne sont pas atteints au même degré et qu'il en est même qui conservent leur intégrité, quoiqu'ils se trouvent au milieu d'un territoire musculaire envahi. En supposant qu'au début la paralysie soit généralisée, elle disparaît bientôt des membres supérieurs, persiste un peu plus longtemps dans les jambes et est souvent plus accentuée dans l'une que dans l'autre. Puis, après ce premier temps de localisation, la maladie se circonscrit à certains muscles de préférence. C'est ainsi que le groupe des extenseurs devient son siège de prédilection.

Remak a essayé de localiser d'une façon précise les lésions médullaires qui correspondent aux muscles atteints. C'est ainsi que pour le membre supérieur il distingue le centre des muscles du bras et celui des muscles de l'avant-bras. Ce dernier se trouverait à la partie moyenne du renflement cervical. Pour les muscles de la main, les cellules motrices seraient comprises dans l'espace situé entre la septième vertèbre cervicale et la première dorsale.

Pour le membre inférieur, les groupes cellulaires sont aussi séparés, de telle sorte que les extenseurs et les fléchisseurs peuvent être atteints séparément, et que la paralysie frappe ou respecte certains muscles sans égard pour leur mode d'innervation. C'est là d'ailleurs une question intéressante de localisation spinale qui demande de nouvelles recherches. Car ce fait de la distribution particulière de la paralysie permet de penser qu'au point de vue anatomique, s'il y a une séparation nette entre les nerfs des divers segments d'un membre, il doit y avoir aussi pour chacune de ses régions et pour chacun des muscles dont le fonctionnement physiologique est différent, des centres médullaires distincts et des nerfs périphériques spéciaux.

Et pour expliquer cette particularité, M. Grasset dit, en parlant des groupes de cellules qui président aux divers systèmes musculaires ; « qu'il semble que les centres spinaux du mouvement ne correspondent pas aux nerfs périphériques, mais à certains groupements dont la synergie physiologique est surtout la base. »

Troubles de la sensibilité réflexe,

En général les réflexes sont abolis ou seulement diminués. Ils disparaissent complètement lorsque la paralysie est absolue ; ils persistent au contraire plus ou moins suivant le degré de la perte du mouvement. Il est à remarquer que le retour de la sensibilité réflexe coïncide avec celui de la contractilité volontaire des muscles.

Troubles trophiques.

Dans le relevé de 140 observations, nous n'avons vu mentionné qu'un seul cas dans lequel on a constaté une eschare au sacrum. M. Nepveu, dans une communication faite à la Société de chirurgie en 1879, a attiré l'attention sur des troubles trophiques observés chez des sujets atteints de paralysie infantile, mais à une période éloignée du début. Ces troubles consistaient en ulcères à marche lente, en vésicules et ulcérations sur les membres frappés antérieurement. Depuis lors il en a publié un nouveau cas dans ses *Mémoires de chirurgie*, lequel par l'âge du malade et le début récent de la paralysie se rapproche de celui que nous avons observé dans le service de M. Lannelongue.

M. Th. Anger a signalé également des troubles trophiques dans cette affection, et M. Onimus a constaté des ulcérations comparables aux engelures dans le domaine des nerfs frappés de paralysie infantile.

Tout en accordant une certaine influence au processus myélitique, pour la production de ces altérations cutanées, il ne faut pas oublier, comme l'a fait remarquer M. Verneuil, qu'ils se montrent sur des membres atrophiés et offrant par cela même moins de résistance aux agents extérieurs.

Etat de la température.

Quelques observations semblent indiquer qu'au début il y une élévation de température dans les membres paralysés. Mais de nouvelles recherches sont nécessaires pour contrôler ces faits. Toujours est-il qu'au bout de peu de temps la température s'abaisse de jour en jour et qu'elle ne revient à l'état normal que lorsque les membres paralysés et atrophiés reprennent leurs fonctions et leur forme.

Troubles amyotrophiques.

L'atrophie musculaire est un phénomène essentiel de la maladie qui dépend des lésions du système nerveux et non du défaut d'activité des muscles atteints. Comme pour la paralysie, son apparition plus ou moins rapide est en rapport avec la violence de l'agent qui a impressionné la moelle. Sa marche suit pour ainsi dire celle de la contractilité faradique et elle ne tarde pas à apparaître dès que les muscles ont cessé de répondre à l'excitation du courant induit. Au début, l'atrophie peut frapper tout un membre, mais bientôt certains muscles reprennent peu à peu leur volume normal. L'atrophie se localise de préférence dans les muscles de la région antéro-externe ou postérieure de la jambe, dans les adducteurs de la cuisse et le triceps.

Aux membres supérieurs elle frappe surtout le deltoïde et les muscles des éminences thénar et hypothénar.

L'atrophie porte également sur les os qui cessent de se développer, d'où des difformités en rapport avec la différence de longueur qui existe entre les membres sains et ceux qui sont malades. Ces troubles trophiques, vu leur intensité et la rapidité de leur évolution, n'ont rien de commun avec ceux qui résultent de l'immobilité prolongée. C'est à cette époque qu'on peut observer des douleurs dans les muscles, douleurs que la pression exagère et qui sont bien loin d'être fréquentes dans la paralysie infantile.

En même temps les parties atteintes sont le siège d'un refroidissement considérable, dû sans doute, suivant M. Charcot, à la diminution du calibre des vaisseaux.

II. — Période de régression.

La paralysie, après avoir persisté pendant plus ou moins longtemps telle qu'elle était au début, disparaît peu à peu de certains muscles pour se localiser définitivement dans ceux qu'elle affecte de préférence. L'atrophie la suit de près.

A ce moment, bien que le retour spontané des muscles à l'état normal soit encore possible, il faut se hâter d'intervenir si l'on veut avoir quelque chance de rendre aux muscles leurs propriétés physiologiques et leur volume primitif.

Etat électrique des parties paralysées.

L'examen de la contractilité électrique permet de suivre et de prévoir les altérations anatomiques qui constituent l'évolution de la paralysie infantile. Mais il est nécessaire pour cela de comparer l'action des courants interrompus à celle des courants continus, car ces deux formes d'électricité jouissent de propriétés différentes.

Cette question délicate et remplie d'intérêt a été l'objet d'une étude approfondie de la part d'observateurs éminents. Duchenne et Salomon ont examiné l'état de l'excitabilité faradique. Hammond, Onimus, Erb se sont appliqués à déterminer l'action du courant galvanique. Ce sont les résultats de leurs recherches que nous allons exposer le plus brièvement possible.

Électrisation faradique. — L'exploration faradique se fait directement ou indirectement, suivant qu'on applique le courant sur les nerfs moteurs et les muscles ou sur les muscles seulement. C'est en étudiant et en réglementant l'emploi de ce moyen que Duchenne s'est immortalisé.

Pour la faradisation musculaire indirecte, on applique le pôle négatif sur le tronc nerveux et le pôle positif sur le muscle ou au niveau du sternum par exemple. Dans l'état de santé, par ce procédé on obtient la contraction de tous les muscles innervés par le nerf faradisé. La force de la contraction varie suivant l'intensité du courant dont on se sert. Pour comparer les variations d'excitabilité, on détermine l'action qu'un même courant imprime aux nerfs symétriques des deux côtés ou à des nerfs différents, mais placés à la même profondeur, faisant abstraction de la résistance opposée par la peau. La contraction qu'on obtient ainsi est proportionnelle à la force du courant et indépendante de la volonté.

Pour pratiquer la faradisation musculaire directe, il faut appliquer avec soin les deux pôles sur le ventre du muscle à examiner de manière à localiser tout l'effet du courant dans ce muscle seulement.

Lorsque la paralysie infantile est complète et date de quelque temps déjà, les muscles ne répondent plus à la faradisation musculaire directe ou indirecte quelle que soit l'intensité du courant.

Lorsque la perte de la motilité n'est pas absolue, l'excitabilité faradique des muscles persiste, mais elle est toujours considérablement diminuée. Et ce n'est que par comparaison avec les muscles restés sains qu'on pourra juger de l'état de la contractilité. Dans ce cas il faudra augmenter la force du courant, qui donne des contractions dans les muscles sains, si l'on veut obtenir une réaction appréciable dans ceux qui sont paralysés.

Duchenne a montré que l'excitabilité faradique commence à diminuer dès le début de la maladie. Vers le 4ᵉ ou le 5ᵉ jour, elle est déjà très affaiblie, mais elle ne disparaît complètement qu'à la fin de la première ou de la seconde semaine.

Lorsque l'excitabilité faradique a complètement disparu, les muscles demeurent paralysés et sont voués à l'atrophie, à moins qu'on n'adopte le traitement approprié.

Si au bout de quinze jours il n'y a qu'une diminution de la contractilité, la paralysie peut être considérée comme devant disparaître, et les muscles récupèrent leur fonctionnement plus ou moins vite, suivant le degré de diminution observée dans l'excitabilité faradique.

Électrisation galvanique. — L'action des courants continus est plus compliquée. A l'état physiologique, qu'on les applique sur les nerfs ou sur les muscles, les effets produits sont les mêmes ; ils varient seulement suivant l'intensité du courant, la qualité du pôle appliqué sur l'organe, et encore suivant qu'on ouvre ou qu'on ferme le courant. D'une manière générale, à l'état sain les muscles et les nerfs donnent une réaction plus énergique par l'application du pôle négatif au moment de la fermeture. Le pôle positif excite moins et d'une manière à peu près égale à la fermeture et à l'ouverture du courant.

Dans ce cas les muscles réagissent comme les nerfs, et dès qu'on observe un changement dans leur excitabilité par le courant galvanique, c'est qu'il est survenu un état pathologique pour le diagnostic, le pronostic et le traitement duquel la réaction électro-musculaire sera d'une valeur capitale.

Malgré les difficultés de toutes sortes qu'on rencontre dans l'étude de la contractilité électrique chez les enfants, Erb et Onimus sont parvenus à mettre en lumière des faits de la plus haute importance et qui ont été observés, nous pourrions dire contrôlés par Müller, dans la paralysie spinale aiguë de l'adulte.

Ainsi le nerf et le muscle, qui normalement réagissent de la même manière, doivent être considérés séparément dans la paralysie infantile.

Le nerf qui, tout à fait au début, présente quelquefois une légère augmentation d'excitabilité, la perd bientôt. Dès les premiers jours survient une diminution progressive de l'excitabilité aux deux courants, et au bout de huit ou quinze jours, les nerfs ne réagissent plus, ni par le courant faradique, ni par le courant galvanique. Si la guérison doit se faire, on voit alors l'excitabilité reparaître graduellement pour revenir à l'état normal.

Nous avons vu que les nerfs et les muscles, à l'état physiologique, se comportent de la même manière pour les deux espèces de courants.

Dans la paralysie infantile, les nerfs obéissent encore à cette loi, mais les muscles réagissent d'une façon toute différente. Le courant faradique montre dans les muscles la diminution plus ou moins rapide de l'excitabilité et sa disparition complète au bout de la première ou de la seconde semaine.

Mais le courant galvanique agit tout autrement. Dans la première semaine l'excitabilité suit une marche parallèle à l'excitabilité faradique, elle diminue, mais après une quinzaine de jours, elle commence à s'élever graduellement au delà de l'état normal, de sorte que les muscles paralysés réagissent bientôt à un courant d'une intensité trop faible pour faire contracter les muscles sains. Ainsi il faut quelquefois employer une batterie de 30 ou 35 éléments pour obtenir des contractions dans les muscles sains, tandis que ceux qui sont paralysés répondent énergiquement à 10 ou 15 éléments et même moins.

De plus, la qualité des contractions est altérée. Tandis que le muscle sain donne une vive et courte secousse à l'ouverture et à la fermeture du courant, les muscles paralysés produisent des contractions traînantes qui persistent pendant tout le temps de son passage.

À ce moment, on observerait encore des changements dans la loi des secousses. Tandis qu'à l'état physiologique la plus forte contraction est produite à la fermeture du courant par le pôle négatif; dans la paralysie infantile, la secousse de fermeture par le pôle positif se développe et finit par devenir supérieure à la première. De plus, la secousse d'ouverture par le pôle négatif augmente et dépasse celle que produit; dans l'état normal, l'ouverture du

Dive.   4 courant par le pôle positif. Mais nous devons avouer qu'il faut une grande expérience pour constater ces différents effets.

Toutefois cet état peut durer un mois et plus ; puis la contractilité galvano-musculaire diminue progressivement, de sorte que, pour obtenir une réaction après deux ou trois mois, il faut augmenter considérablement l'intensité du courant. Quelle que soit d'ailleurs sa force, l'effet produit n'est appréciable qu'à l'ouverture par le pôle négatif.

Si la paralysie tend à disparaître, l'excitabilité exagérée diminue et la réaction reprend ses caractères normaux graduellement, car la contractilité galvano-musculaire continue à être faible pendant un temps considérable. Le retour de la motilité volontaire se fait avant que reparaisse l'excitabilité aux deux courants.

Enfin, au bout de quelques années après le début de la paralysie, les courants continus sont la seule pierre de touche qu'on possède pour savoir si le tissu musculaire existe encore. Dans ce cas, on doit obtenir avec un courant intense une faible secousse au moment de l'ouverture par le pôle négatif et une plus forte à la fermeture par le pôle positif. C'est ce signe qui disparaît en dernier lieu.

Pour expliquer la différence de réaction du muscle au courant galvanique et au courant faradique, Neumann admet, d'accord en cela avec quelques autres expérimentateurs, que dans la paralysie infantile le muscle a perdu la faculté de se contracter sous l'influence d'un courant de courte durée, tandis qu'il réagit encore sous l'influence d'un courant prolongé.

Or le faradisme, qui consiste dans une succession rapide de courants instantanés, ne produit plus aucun effet, tandis que le galvanisme agit encore par suite de la longueur du temps que le courant met à traverser le muscle avec une intensité constante.

Tous les phénomènes que nous venons de signaler dans l'état électrique des nerfs et des muscles frappés de paralysie infantile peuvent s'observer dans les paralysies périphériques. Les réactions électro-musculaires sont identiques lorsque les nerfs sont séparés de leurs centres trophiques ou lorsque ces centres eux-mêmes sont altérés. Et pour différencier ces deux affections, il faut avoir recours au mode de début, aux symptômes et à la marche de la maladie.

Tous les faits que nous venons de rapporter présentent un grand intérêt au point de vue clinique par suite des rapports qui existent entre l'état de la contractilité électrique et l'état anatomique des nerfs et des muscles. Ainsi la petite période d'excitation du début serait en rapport avec l'activité du processus morbide ; bientôt la diminution de l'excitabilité surviendrait avec l'altération du nerf pour retourner graduellement à l'état normal quand se fait la réparation nerveuse.

Pour le muscle, la marche de l'excitabilité est plus obscure. Ainsi pour Onimus la diminution du début serait en rapport avec l'altération des terminaisons intra-musculaires des nerfs moteurs plutôt qu'avec celle des muscles eux-mêmes. L'augmentation de l'excitabilité galvanique correspondrait au moment où les muscles commencent à s'altérer, son retour à l'état normal à celui qui marque la période de réparation. Enfin, l'abolition complète de toute excitabilité galvanique serait le signe certain d'altérations irréparables et de la disparition atrophique du tissu musculaire.

Telles sont les données fournies par l'examen de la contractilité électrique dans l'étude de la paralysie infantile. Quelques-unes d'entre elles ont besoin d'être contrôlées par de nouvelles recherches, mais retenons ce fait capital, à savoir : que le courant induit ne détermine plus de contractions au bout de quinze jours, et que l'action du courant galvanique se fait encore sentir alors même que le courant faradique ne produit plus aucun effet.

DIAGNOSTIC DIFFÉRENTIEL.

La paralysie infantile peut se reconnaître aux caractères suivants :

1° Début brusque après une fièvre de courte durée en général, et peu de temps après un refroidissement.

2° Conservation de la sensibilité. Abolition des réflexes.

3° Apparition de douleurs dans les membres qui resteront paralysés.

4° Localisation de la paralysie. Tendance à s'établir dans les membres inférieurs, même quand tous les membres seraient pris au début.

5° Disparition de l'excitabilité faradique. Exagération de la contractilité galvano-musculaire.

6° Atrophie rapide des muscles paralysés et arrêt de développement des os.

Ces divers symptômes permettent d'établir avec certitude le diagnostic à la première période, mais il y a des cas cependant qui présentent une certaine difficulté à une période avancée de la maladie, et la confusion avec quelques états analogues serait possible si l'on négligeait certains signes caractéristiques.

L'*hématomyélie* peut produire une paralysie subite, suivie d'atrophie et de perte de la sensibilité réflexe, mais il n'y a pas de fièvre, le début de la paralysie est instantané, et, de plus, on observe de l'anesthésie, de la paralysie des sphincters, et enfin des eschares.

La *myélite centrale ou transverse aiguë* présente toujours de l'anesthésie. Paralysie des sphincters et tendance aux eschares

L'*atrophie musculaire progressive* offre une grande analogie avec la paralysie infantile, qui paraît être une cause de développement de cette maladie dans l'âge adulte. Mais outre qu'elle est rare dans l'enfance, sa marche est différente de celle de la paralysie infantile qui apparaît brusquement pour rétrocéder bientôt, tandis que l'atrophie musculaire progressive est une maladie dont l'invasion se fait plus ou moins rapidement, mais toujours d'une façon continue. De plus, il n'y a une véritable paralysie que lorsque tout le tissu musculaire a disparu, et la contractilité électrique demeure appréciable tant qu'il en reste une fibre. L'atrophie de certaines portions d'un muscle, sa dissémination, le début par les muscles de la main ou de la face sont des signes caractéristiques.

La *paralysie pseudo-hypertrophique* est une maladie dans laquelle on n'observe jamais de fièvre. De plus, au début, il y a un affaiblissement de la motilité et non une véritable paralysie. La démarche est caractéristique. Assez souvent la paralysie est précédée d'une augmentation de volume des muscles, et la contractilité électro-musculaire persiste très longtemps.

L'*hémiplégie*, la *paralysie d'origine cérébrale* se distinguent de la paralysie infantile par les caractères suivants : Début brusque après quelques jours de malaise. Perte de connaissance et de la parole. Convulsions générales ou partielles. Souvent paralysie d'une moitié de la face. Strabisme fréquent. Dilatation des pupilles. Conservation de l'excitabilité farado-musculaire, même au bout de plusieurs années. Absence de troubles du côté de la température et de la nutrition des membres paralysés.

L'*hémiplégie spinale* ou hémiparaplégie de Brown-Séquard différerait de la paralysie infantile par les troubles remarquables de la sensibilité. Il y a hyperesthésie du côté atteint et anesthésie du côté opposé.

Les *paralysies produites par les opérations obstétricales* apparaissent immédiatement après l'accouchement ou quelques jours après la naissance. La plus fréquente de toutes, c'est la paralysie faciale qui n'a rien de commun avec la paralysie infantile.

Les paralysies du membre supérieur par suite de la compression du plexus brachial, celles du membre inférieur occasionnées par des tractions trop fortes qui ont pu léser la moelle, se montrent immédiatement après la délivrance et sont accompagnées d'anesthésie. La contractilité électrique reste plus ou moins affaiblie pendant un certain temps, mais en général elle ne tarde pas à revenir à l'état normal.

Un retard dans le développement de la *coordination motrice* pourrait en imposer pour de la paralysie. Mais dans ce cas, l'enfant n'a jamais marché, la station debout est impossible; couché ou assis, il peut exécuter des mouvements même étendus. De plus, il n'y a jamais eu ni fièvre ni convulsions, et la contractilité électro-musculaire est partout intacte.

Le *rachitisme* peut, comme le mal de Pott, occasionner une véritable paralysie des membres inférieurs par déviation de la colonne vertébrale, mais il est facile de trouver les symptômes spéciaux de ces affections. En outre, la contractilité électrique reste normale.

La *coxalgie*, au début, peut offrir quelques difficultés pour le diagnostic d'avec la paralysie infantile, localisée dans un membre inférieur.

Il faut tenir compte de la façon dont marche l'enfant, de la douleur déterminée par le choc de la tête du fémur au fond de la cavité cotyloïde quand on frappe sur le talon ; des points douloureux dans le genou du côté malade et surtout de l'état de la contractilité électrique.

La *paralysie par compression* se distingue de la paralysie infantile par l'absence de fièvre, la lenteur de son apparition. Elle s'en rapproche par l'atrophie des muscles. En général, elle disparaît en quelques semaines, après que la cause occasionnelle a cessé d'exister.

Dans les deux cas, la réaction électrique présente une certaine analogie. Les nerfs comprimés perdent leur excitabilité aux deux courants, les muscles paralysés ne réagissent plus au courant faradique, mais conservent intégralement leur contractilité galvanique. En somme, la paralysie des nerfs et l'inertie des muscles est caractérisée par une interruption passagère de la transmission des fibres nerveuses motrices aux faisceaux musculaires striés. Mais, contrairement à ce qu'on observe dans la paralysie infantile, les nerfs et les muscles conservent leurs propriétés physiologiques.

Seule la paralysie périphérique peut être confondue avec la paralysie infantile, limitée à un membre. La réaction électrique est identique dans les deux affections, et le diagnostic différentiel ne peut être fait que par les commémoratifs.

PRONOSTIC.

La paralysie spinale aiguë de l'enfance n'est pas une maladie mortelle. Cependant nous croyons qu'il faut faire des réserves pour la période fébrile qui, par son intensité et sa durée, peut enlever le malade avant l'apparition de la paralysie.

La gravité de l'affection est en rapport avec l'étendue et le degré des lésions médullaires. En effet, lors de l'invasion de la paralysie, si toutes les cellules motrices d'un département de la moelle sont affectées, elles le sont à des degrés différents, et peuvent même ne présenter qu'une légère altération.

Il en est, dit M. Vulpian, dont la constitution intime est tellement modifiée, qu'elles sont condamnées à une destruction rapide; d'autres, moins profondément altérées, ne recouvrent cependant leur structure et leurs aptitudes fonctionnelles qu'après un temps plus ou moins long.

Dans certains cas, enfin, les cellules n'ont été, pour ainsi dire, qu'effleurées par le processus morbide, et reprennent en peu de jours leur fonctionnement normal. Les muscles qui sont soumis à l'influence trophique de ces cellules souffrent dans leur nutrition et commencent à s'atrophier.

Mais si les cellules nerveuses qui leur correspondent récupèrent leur intégrité structurale et fonctionnelle avant que l'atrophie musculaire soit complète, ces muscles peuvent devenir le siège d'un travail actif de régénération anatomique et physiologique. Enfin, les muscles qui sont soumis à l'influence des cellules nerveuses les moins atteintes, reprennent leur fonctionnement dès que ces cel-

lules sont revenues à l'état normal, ce qui ne tarde guère
en général.

La durée de la paralysie infantile est donc extrêmement
variable, quel que soit d'ailleurs son mode de début.
Dans les cas où la guérison est très complète, l'amélioration se manifeste au bout de quelques jours et sans aucun
traitement.

D'autres fois, au contraire la paralysie rétrocède en
grande partie, mais reste localisée dans certaines régions
qu'elle frappe de préférence. La motilité ne revient alors
qu'au bout de plusieurs mois, d'un an et plus, si l'on a
soin d'intervenir par un traitement approprié.

Il peut arriver enfin que certains muscles ou un groupe
de muscles restent paralysés et que les lésions qui se manifestent à la période des troubles trophiques soient défi-
nitives.

C'est cette forme qui laisse après elle les désordres graves
qu'on observe dans presque tous les cas abandonnés à
eux-mêmes. Outre les atrophies musculaires qui ne constituent que des changements de forme et de volume d'un
membre sans gêner aucune fonction, on rencontre l'atrophie complète et la perte absolue du mouvement de tout
un membre ou d'un tronçon seulement, de véritables difformités, dont la variété la plus commune est le pied bot
varus équin.

Au point de vue du pronostic, l'électrisation fournit des
renseignements du plus haut intérêt. Tout muscle qui,
quelques semaines après le début, a perdu son excitabilité
faradique est voué à l'atrophie et ne pourra revenir à l'état
normal que tardivement.

Tout muscle, qui longtemps après le début a cessé de
réagir au courant galvanique, est perdu pour la vie.

Ces propositions, sans être absolues, sont généralement exactes. Toutefois, il est des cas de paralysie atrophique qui remontent à six mois et plus et où l'excitabilité électrique des muscles atteints fait encore défaut, tandis que les mouvements volontaires sont revenus.

L'explication de ce fait est difficile à trouver, à moins que cette différence d'action entre les impulsions volontaires et les courants électriques ne dépende des modifications subies par les éléments constitutifs du tube nerveux lui-même.

En effet, dans ses expériences sur les animaux, « Erb a vu que dans la régénération du nerf, les mouvements volontaires passent dès que la continuité du cylindre axe est rétablie ; mais il faut la reformation de la myéline (ce qui ne se produit qu'ultérieurement) pour que le nerf redevienne excitable à l'électricité. A ce moment même (sans myéline), le nerf, qui n'est pas directement excitable par l'électricité, peut conduire des excitations autres que les excitations volontaires, l'excitation électrique elle-même. Ainsi électrisez au-dessus de la lésion nerveuse : le nerf incomplètement régénéré conduira l'excitation, et le muscle se contractera. Erb conclut de ses observations que cliniquement la réapparition des mouvements volontaires sans retour de l'excitabilité électrique veut dire restauration du cylindre-axe sans formation de myéline.

M. le professeur Vulpian conteste la valeur de ces expériences curieuses. En tout cas, il faut retenir le fait, qui, tout bizarre qu'il paraît, existe réellement en clinique. » Grasset, *Maladies du système nerveux*, deuxième édition, page 743.

Et, dans ces cas, il ne faut rien préjuger du pronostic, mais se hâter, par un traitement électrique continué avec persévérance, d'agir sur la nutrition, sur la température et le développement des parties atrophiées.

Par contre, quand la contractilité électro-musculaire et la motilité n'ont pas reparu au bout d'un an ou dix-huit mois, il faut renoncer à tout espoir de guérison absolue et se contenter d'obtenir un peu d'amélioration.

Le retour à l'état normal est toujours annoncé par une élévation de la température dans les membres atrophiés.

Pour terminer, disons que la perte de la contractilité au courant induit, quelque intense qu'il soit, n'est pas une preuve suffisante de la dégénérescence musculaire. Nous avons vu, en effet, que dans certains cas, le courant galvanique pouvait réveiller des contractions lorsque le faradisme est impuissant. Tant qu'il reste assez de fibres musculaires pour qu'on puisse obtenir des contractions par l'action d'un courant galvanique intense, le pronostic est favorable et les éléments nécessaires pour obtenir un bon résultat sont la persévérance et le temps.

TRAITEMENT.

Le fait que la paralysie infantile est due à l'inflammation des cornes antérieures de la moelle permet de diviser l'évolution de la maladie en trois périodes, une de paralysie, correspondant aux troubles circulatoires qui accompagnent toute inflammation ; une autre d'atrophie résultant des altérations des cellules nerveuses ; la troisième est une période d'état chronique en rapport avec les lésions médullaires.

La première période s'étend du début des accidents jusqu'au moment où la rémission des paralysies commence à se produire. Elle dure une dizaine de jours environ.

La seconde comprend le temps qui s'écoule entre l'époque où se fait la localisation et commence l'atrophie, jusqu'à celle où l'affection reste stationnaire. Sa durée varie entre 5 et 6 mois.

La troisième période commence alors, et les désordres produits peuvent durer toute la vie.

A chacune de ces périodes correspond pour ainsi dire une méthode particulière de traitement que nous allons indiquer, sans toutefois nous appesantir sur les divers systèmes de médication, nous réservant d'exposer plus longuement le mode d'emploi de l'électricité qui est, selon nous, l'agent le plus puissant pour obtenir la guérison, et le seul capable d'enrayer les progrès de la maladie à la période atrophique.

Au début, pendant l'accès de fièvre et immédiatement après, la plupart des auteurs conseillent le traitement antiphlogistique : ventouses sèches, ventouses scarifiées, frictions mercurielles sur la colonne vertébrale, vésicatoires volants, badigeonnages à la teinture d'iode. Pour obtenir une révulsion énergique, M. Jules Simon préconise les bains d'air chaud pendant 3 à 5 minutes, tous les jours, l'enveloppement des membres inférieurs dans de l'ouate saupoudrée de farine de moutarde ou des sinapismes. On peut également administrer le calomel comme purgatif.

Dès que la nature de la maladie est reconnue, Hammond, Althaus, Onimus recommandent l'emploi de l'extrait liquide d'ergot de seigle.

Althaus considère ce médicament comme l'antidote de la myélite au début. Son action sur les fibres lisses fait diminuer le calibre des vaisseaux et rétablit le cours régulier du sang, dont la stase dans les capillaires dilatés est le caractère anatomique primitif de la maladie.

On peut donner l'ergotine de Bonjean à la dose de trente centigrammes par jour aux enfants âgés de six mois à un an, et la porter à un et deux grammes pour les enfants de deux à quatre ans. Le mode d'administration est indifférent; toutefois l'action du médicament est plus rapide par les injections sous-cutanées. Ce moyen est d'autant plus commode qu'il est souvent difficile de faire avaler quoi que ce soit aux petits malades. Hammond veut que l'on continue l'emploi de l'ergot pendant toute la période paralytique. Pour lui, c'est le seul moyen capable de juguler la maladie ou tout au moins d'en arrêter les progrès.

Dès que la fièvre est tombée, que les symptômes d'excitation ont disparu, l'application de l'électricité peut être d'un grand secours. M. Onimus, en vue de rendre à la moelle son fonctionnement physiologique, recommande d'appliquer alors sur la colonne vertébrable un courant continu descendant très faible, mais constant.

La deuxième période est annoncée par le retour de la motilité dans la plupart des muscles primitivement atteints, la localisation de la paralysie et l'apparition de l'atrophie dans certaines régions de prédilection.

A ce moment il faut aider le travail réparateur. Pour remplir cette indication, nous devons recourir aux moyens généraux et locaux que nous avons en notre pouvoir.

Parmi les premiers, citons l'iodure de potassium. Althaus le donne à des doses variant entre dix et cinquante centigrammes suivant l'âge, dès que le stade franchement inflammatoire est dissipé. Il accorde à ce médicament une grande influence sur la résorption de l'exsudat et l'arrêt de la prolifération du tissu conjonctif qui peut empêcher le retour à l'état normal des cellules nerveuses que la maladie n'a pas complètement détruites. Mais l'efficacité de ce moyen est loin d'être démontrée.

Il n'en est pas de même de la strychnine, dont l'emploi, sans produire des effets curatifs, bien appréciables dans tous les cas, peut rendre cependant quelques services.

En effet, cette substance jouit d'un certain crédit auprès de quelques médecins distingués. Hammond administre le sulfate de strychnine en injections sous-cutanées à la dose d'un demi-milligramme par jour à des enfants âgés de plus d'un an. M. Jules Simon donne également de trois à cinq gouttes de teinture de noix vomique ou un demi-milligramme de sulfate de strychnine dans une potion à prendre dans la journée. Il suspend ce médicament au bout de huit jours pour le reprendre après une semaine de repos.

Telle est la médication interne le plus généralement adoptée à cette période de la maladie. Pour nous, nous accordons une bien plus grande confiance au groupe des moyens externes ou locaux qui comprend les frictions, le massage, l'hydrothérapie, enfin et surtout l'électrothérapie. Toutefois nous croyons volontiers, avec M. Althaus, que le sulfate de strychnine favorise l'action des courants continus et que son administration en active les effets.

1° *Les frictions* sur les muscles paralysés produisent parfois de bons résultats; en tout cas, elles sont inoffensives. Les frictions humides stimulantes sont préférables aux frictions sèches et se font ordinairement en passant sur la continuité des membres atteints un morceau de flanelle imbibée d'un liniment excitant quelconque.

Le plus fréquemment employé est le liniment ammoniacal, mais nous donnons la préférence à celui que M. Onimus fait préparer par M. Marcotte, pharmacien, et qui se compose principalement de teinture de noix vomique et d'essence de moutarde associées à des substances aromatiques telles que le thym, la lavande, le genièvre, la cascarille et le girofle.

Ces frictions sont utiles pour réveiller la nutrition des parties paralysées, et peuvent être pratiquées matin et soir.

2° *Le massage* active la circulation et développe la fibre musculaire : c'est un excellent moyen d'agir sur les muscles atrophiés. Mais il faut bien se garder de l'employer d'une façon inconsidérée, car son usage devient nuisible, quand à la période de réparation et alors que la pression sur les muscles est douloureuse, on pratique le massage assez longtemps et assez violemment pour déterminer de la fatigue de la fibre musculaire. Pour notre part, nous attendrions que tout symptôme de douleur ait disparu avant de commencer de pétrir, de malaxer les muscles, système de massage qui est de beaucoup le plus simple et le plus avantageux.

3° C'est aussi par son action sur la nutrition et l'énergie des muscles que l'*hydrothérapie* rend quelques services. On peut donner des bains excitants, toniques, ferrugineux, salés. L'enveloppement des extrémités dans des linges humides, les affusions d'eau froide sur la colonne vertébrale sont avantageusement remplacés par des douches locales.

4° Parmi ces différents moyens, la première place appartient sans contredit à *l'électricité*, les autres ne sont que des adjuvants. Si le courant faradique produit des contractions dans les muscles affectés il faut l'employer ; mais s'il est impuissant à les réveiller, comme cela arrive souvent, au moins pour un certain nombre d'entre eux, il faut recourir aux courants galvaniques. Et pour peu que leur application détermine une contraction, si faible soit-elle, la guérison n'est plus qu'une affaire de temps.

Quand au bout de cinq à six mois, la maladie est passée à l'état chronique, l'électricité est le seul agent capable de produire sinon une guérison radicale, du moins une grande amélioration.

Pour terminer ce qui concerne le traitement général de la paralysie infantile, il nous reste à signaler l'emploi de la gymnastique et des appareils orthopédiques.

Dans la majorité des cas et alors même que les signes de paralysie tendent à disparaître, l'enfant conserve de l'affaiblissement des forces musculaires dans les membres atteints. Les mouvements s'exécutent lentement et n'ont pas la même étendue qu'à l'état normal, les muscles antagonistes ont gardé toute leur puissance et se contractent avec une énergie qui ne saurait plus être compensée.

Or, c'est dans ce défaut de compensation que réside la cause la plus influente des déformations consécutives.

Aussi faut-il surveiller attentivement le petit malade, régler ses mouvements et les diriger en vue d'exercer principalement les muscles atteints sans toutefois les fatiguer.

C'est alors qu'une gymnastique raisonnée peut produire des effets excellents et contribuer, dans une certaine mesure, à rendre aux muscles en voie d'atrophie leur volume primitif et leur action normale.

Les mouvements passifs ont une grande supériorité sur les mouvements actifs et il est important d'assurer, dans tous les exercices, la prédominance d'action des muscles malades sur celle de leurs antagonistes sains.

C'est alors qu'à côté d'appareils plus ou moins ingénieux, de véritables chefs-d'œuvre de mécanique, les objets les plus communs, les instruments de jeu les plus divers, deviennent de véritables agents de traitement entre les mains de parents intelligents et soucieux de la santé de leurs enfants.

La direction à imprimer aux mouvements varie suivant les cas ; indiquée d'abord par le médecin, elle est suivie par les parents selon leur ingéniosité.

Les caresses, les présents, en un mot tous les petits moyens capables de séduire le malade, doivent être mis en œuvre pour récompenser ses efforts.

Mais nous reconnaissons, avec West, qu'il faut beaucoup d'attention et de patience pour mettre ces conseils à exécution et de plus un degré considérable de cet amour instinctif des enfants qui enseigne, à ceux qui le possèdent, à transformer en jeu et en amusement ce qui, dans d'autres mains, ne serait qu'une tâche des plus fatigantes.

Quant aux moyens propres à lutter contre les déviations où à y remédier, ils consistent dans l'emploi de brodequins, de jambières, de cuissards, etc., tous appareils plus ou moins compliqués, que nous ne faisons que signaler, leur application comme leur description étant du ressort de l'orthopédie.

DU MODE D'EMPLOI DE L'ÉLECTRICITÉ DANS LA PARALYSIE INFANTILE.

L'état des nerfs et des muscles, déterminé dans les diverses phases de la paralysie infantile par l'électricité, fournit des indications capitales pour le traitement de cette affection. Les modifications subies par ces organes dans leur fonctionnement physiologique sont en rapport avec les lésions anatomiques de la moelle.

Or, des recherches récentes tendent à prouver que la moelle est douée d'une grande puissance de réparation.

MM. Flourens, Brown-Séquard et Robin ont observé sur des animaux le rétablissement complet de toutes les fonctions après la section de la totalité de la moelle, et dans ses recherches microscopiques, M. Robin a constaté la guérison par première intention.

Les expériences de MM. Masius et Van Lair sont concluantes ; après avoir excisé sur des grenouilles un fragment de la moelle long de plusieurs millimètres, ils ont vu les éléments nerveux se reconstituer, le mouvement et la sensibilité revenir à l'état normal.

MM. Dentan, Rosenthal ont obtenu des résultats analogues sur des lapins et des chiens.

Jusqu'à présent il n'est pas démontré que chez l'homme la moelle soit douée d'une semblable faculté de restauration. Cependant, les cas de guérison de paralysie infantile de date ancienne, alors que l'existence d'une lésion spinale ne peut pas être mise en doute, sont une preuve que cet organe est susceptible de régénération.

Ce retour des centres nerveux à leur intégrité est puissamment aidé par les moyens propres à modifier les troubles périphériques, et c'est par l'emploi de l'électricité qu'on peut aider à la réparation des cellules motrices ou tout au moins arrêter les progrès de la lésion.

Le travail de réparation suit ses phases ordinaires et il est marqué par des changements dans la réaction électro-musculaire. C'est ainsi que la contractilité galvano-musculaire, augmentée pendant quelque temps, diminue progressivement et que son retour à l'état normal coïncide avec l'apparition des douleurs musculaires.

Ces signes sont d'un bon augure, car ils indiquent que les filets nerveux intra-musculaires subissent un travail de régénération. On peut alors, malgré l'affaiblissement de l'excitabilité galvanique et l'abolition de l'excitabilité faradique, affirmer que le muscle récupérera toutes ou une partie de ses fonctions.

Il faut bien se pénétrer de la valeur de ce signe tiré de l'état de la contractilité musculaire, car on est naturellement porté à croire qu'un muscle est d'autant plus sain qu'il se contracte mieux.

Or, si ce fait est absolument vrai pour les courants induits, il est loin d'être exact pour les courants continus.

Ces derniers, en effet, peuvent produire une contraction appréciable dans des cas très graves de dégénérescence, mais cette contraction est lente, traînante ; de plus, dans certaines conditions pathologiques, l'excitation est considérablement augmentée.

A mesure que se fait la régénération des filets nerveux terminaux, la fibre musculaire redevient plus tributaire de ces filets nerveux, et, par conséquent, la contraction idio-musculaire est plus difficile à obtenir, mais, en revanche, les mouvements volontaires commencent à revenir.

A ce moment, toute contractilité électrique est considérablement diminuée ou même abolie, et il est intéressant de rapprocher ces faits de ceux où il y a eu névrite et altération profonde des filets nerveux intra-musculaires. Dans tous ces cas, en effet, la contractilité électro-musculaire reste affaiblie pendant longtemps, et malgré le retour des mouvements volontaires, on ne peut obtenir que difficilement des contractions, même sous l'influence d'un courant

très intense. Souvent on n'observe qu'un simple frémisse-
ment et qui ne dure que quelques minutes.

Si l'on prolonge l'électrisation et surtout si l'on emploie
des courants induits à interruptions très rapprochées, le
muscle reste immobile et ne se contracte pas, au moins
d'une manière appréciable. Il faut le laisser au repos pendant longtemps si l'on veut voir reparaître la contraction,
puis profiter des premières excitations électriques pour juger de sa force et de son étendue.

C'est en se basant sur ces principales modifications de la
contractilité qu'on peut instituer un traitement pour ainsi
dire spécifique, et consistant dans l'emploi de l'électricité,
suivant la méthode de M. Onimus.

A la première période qui est toujours très courte, il est
important d'appliquer les courants continus dès que les
symptômes d'excitation ont disparu, si l'on veut retirer de
leur emploi tous les avantages qu'on est en droit d'en es-
pérer.

L'usage presque exclusif des courants induits pendant de
longues années et par des observateurs éminents a fait établir, pour les applications de l'électricité, des règles qui
sont exactes pour le faradisme, mais qui n'ont plus aucune
raison d'être pour le galvanisme.

Dans la myélite, dans l'hémorrhagie cérébrale, M. Onimus commence l'électrisation des centres nerveux dès les
premiers jours et obtient des résultats surprenants. Jamais
il n'a eu d'accidents, mais, pour cela, il est indispensable
de ne se servir que d'appareils composés d'un grand nom-
d'éléments dont chacun d'eux possède une action chimique
très faible. Il faut donc qu'un courant produit par 15 à 20
éléments ne détermine aucune sensation sur la peau, et que
cette sensation soit légère avec 30 ou 35 éléments.

Dans la paralysie infantile, il est rare qu'on ait l'occasion de commencer le traitement avant un mois. Pourtant,
le plus tôt possible est le meilleur, car dans les cas où l'électricité a été appliquée de bonne heure, nous avons toujours
vu les petits malades en supporter facilement l'application ; en outre, la guérison ou l'amélioration se fait plus
rapidement et les résultats obtenus sont toujours plus con-
sidérables que lorsque le traitement est institué à une période éloignée du début.

M. Onimus recommande, comme très avantageuse, l'application dès les premiers jours, sur la colonne vertébrale
d'un courant continu descendant de faible intensité et de
courte durée. Si, à ce moment, le faradisme peut être dan-
gereux, le galvanisme n'excite en aucune façon et ne fait
que hâter l'amélioration. M. Onimus, à l'appui de son opinion. cite les cas de paralysie faciale qu'il a pu traiter ainsi
dès le deuxième où le troisième jour et dans lesquels il a
obtenu, par l'emploi immédiat des courants continus, une
guérison rapide.

Ce mode de traitement a d'ailleurs l'avantage de n'empêcher nullement de recourir aux autres moyens thérapeutiques.

Qu'on nous pardonne de tant insister sur ce point, mais
nous avons à cœur d'établir la nécessité d'une prompte intervention dans cette maladie, dans laquelle la tempori-
sation est la cause la plus fréquente des désordres effroya-
bles qu'on observe quelquefois à sa suite. Tout à fait au
début, le galvanisme produit les meilleurs effets et empêche l'atrophie d'un grand nombre d'éléments nerveux et
musculaires. M. le professeur Le Fort, dans la séance de
l'Académie de médecine du 7 juillet 1874, a démontré, avec

la dernière évidence, l'influence des courants continus sur la nutrition.

Cet habile chirurgien est parvenu à guérir des névrites optiques par des applications remarquables de courants continus faibles et prolongés.

Un peu plus tard, lorsque la réparation se fait et que commence l'atrophie, il faut avoir recours aux deux courants et appliquer l'induit ou le continu, suivant la réaction électro-musculaire obtenue.

Enfin, dans l'état chronique, les moyens thérapeutiques sont moins efficaces et les résultats se font longtemps attendre, cependant, même quand l'affection est stationnaire, il est important de ne jamais cesser tout traitement, car pendant toute la période de croissance on peut obtenir des modifications avantageuses par l'emploi des courants continus et de tout ce qui stimule la nutrition.

Courants induits. — Les courants induits peuvent et doivent être employés de temps en temps sur les muscles pour exciter leur contractilité et à titre de gymnastique. Il faut les appliquer directement sur chaque muscle atrophié suivant la méthode de Duchenne. Mais les interruptions doivent être rares, espacées, de façon à ne produire que deux ou trois excitations par seconde. Ce mode de distribution de l'électricité présente le double avantage de ne pas fatiguer la fibre musculaire et d'atténuer les sensations douloureuses, ce qui n'est pas à dédaigner chez un enfant.

Or, les appareils les plus répandus dans le public sont précisément ceux qui donnent les secousses les plus vives et les plus pénibles sous un plus petit volume. Si on ajoute à cela que la contractilité électro-musculaire est abaissée ou a disparu et que, pour obtenir des contractions, il faut quelquefois employer le maximum d'intensité des courants, on a l'explication des difficultés que présente alors l'application de l'électricité. En effet, au bout de quelque temps, les enfants ont une répugnance invincible pour ce mode de traitement, la seule vue d'un appareil leur fait pousser des cris et pour peu que les résultats se fassent attendre, les parents eux-mêmes renoncent à continuer les séances. Il est facile de remédier à ces inconvénients par l'emploi de courants dont les excitations sont espacées et en réglant leur intensité d'après leur action sur les muscles homologues sains. Aussi, quoique les appareils magnéto-électriques soient d'un usage un peu compliqué, il est préférable de les conseiller aux personnes peu expérimentées, plutôt que les petites boîtes de toute espèce qui sont recherchées grâce à leur force et à leur commodité.

Courants continus. — Quant aux courants continus, leur emploi est facile et leur action est efficace si l'on a soin de choisir des piles dont l'action chimique est faible.

L'élément au protosulfate de mercure, ou celui de Daniell modifié, sont les deux seuls avec lesquels on peut composer des batteries qui, par leur constance, leur intensité et leur très faible action chimique, remplissent toutes les conditions désirables.

Pour obtenir les meilleurs effets des courants continus, il est important de les faire passer à travers la moelle pour agir sur les cornes antérieures.

Erb recommande de diriger le courant alternativement dans un sens et dans l'autre, de façon à utiliser l'influence des deux pôles sur les parties malades.

Althaus, dans le but d'agir plus sûrement sur les cornes antérieures, veut qu'on place l'un des pôles sur la colonne vertébrale et l'autre sur la région opposée du corps, correspondant au siège probable de la lésion médullaire.

Par exemple, lorsque la paralysie occupe les membres
inférieurs, il fait passer le courant à travers le renflement
lombaire en appliquant le pôle positif sur les lombes et le
négatif un peu au-dessous de l'ombilic. Si les membres
supérieurs seuls sont frappés, il dirige le courant à travers
le renflement cervical, le pôle positif sur la nuque et l'autre sur le sternum. La paralysie est-elle généralisée, ou occupe-t-elle à la fois les extrémités supérieures ou inférieures ? Tandis que le pôle négatif reste appliqué au niveau
de l'appendice xyphoïde, Althaus promène le pôle positif le
long du rachis.

M. Onimus, dont nous adoptons la méthode, commence
par appliquer un courant continu descendant sur la moelle,
le pôle positif sur le rachis, un peu au-dessus de la lésion
probable des cornes antérieures, le pôle négatif sur le trajet des nerfs qui se rendent aux muscles paralysés. On
maintient ainsi en place les électrodes pendant trois ou
quatre minutes, puis on fait glisser très lentement le pôle
positif le long de la colonne vertébrale, jusqu'à sa jonction
avec le pôle négatif.

Ce procédé est surtout applicable dès les premières
semaines de la maladie.

Plus tard, il faut agir différemment.

M. Onimus électrise de temps en temps les muscles malades avec des courants induits, et cela au commencement
de la séance. Puis, sur ces mêmes muscles, il applique les
pôles d'un courant continu, d'une intensité suffisante,
mais incapable de produire une excitation ou une sensation douloureuse. Après cela seulement, il agit du côté des
centres en plaçant le pôle positif sur la colonne verté

brale, au dessus du point médullaire lésé, et le pôle négatif sur le trajet des nerfs périphériques. Enfin pendant les deux dernières minutes, il fait traverser directement la moelle par un courant descendant, les deux pôles sur le rachis, de façon à comprendre entre eux toute la région des cornes antérieures qui a été atteinte.

Les séances d'électrisation doivent avoir lieu tous les deux jours.

Tel est le mode d'application de l'électricité qui, dans le traitement de la paralysie infantile, peut donner les meilleurs résultats. Toutefois, il faut accorder une influence prépondérante à l'action des courants continus, ainsi qu'il est facile de s'en convaincre par les observations que nous résumons pour terminer.

Mais, ne l'oublions pas, excepté pour les cas récents, ce n'est point par jours ou par semaines qu'il faut compter la durée du traitement nécessaire à la guérison, mais bien par mois ou même par années.

C'est ainsi qu'il est encore possible d'arrêter les progrès du mal, par l'emploi méthodique et longtemps continué du galvanisme, alors même que la dégénérescence musculaire suit son cours.

OBSERVATION I.

Le petit malade qui fait le sujet de cette observation a été traité par notre excellent ami M. le Dr Boussi, ancien interne des hôpitaux, et observé par nous.

Charles K... est un petit garçon de 19 mois, d'une constitution délicate. Pas de maladie antérieure, mais il a souffert quelque peu pendant l'allaitement, on a dû changer trois fois sa nourrice. Sa mère, très intelligente, est sujette à des migraines périodiques. L'enfant a commencé à marcher à 10 mois.

Le 11 septembre 1880. Après avoir joué comme d'habitude pendant la journée, dans un jardin, l'enfant est mis au lit le soir, bien portant. Il ne se plaignait d'aucun malaise.

Tout à coup, vers le milieu de la nuit, et sans cause appréciable, il commence à pousser des cris violents ; il a bientôt des vomissements bilieux et est pris de diarrhée. La mère remarqua alors que l'enfant évitait de remuer et que le moindre attouchement réveillait ses cris. Il avait la peau sèche, brûlante, se plaignait continuellement.

Cet état persista jusqu'au lendemain matin ; il y eut alors une rémission notable ; l'enfant paraissait moins souffrir, la fièvre était tombée. C'est alors que, voulant le lever malgré ses cris, la mère s'aperçut qu'il ne pouvait remuer la tête et se décida à appeler M. le Dr Boussi, quatre jours après le début de la maladie.

Il n'y a pas eu de convulsions.

Le 15. L'enfant est en opisthotonos et présente une hyperesthésie de tout le corps, plus accusée à la région dorsale. Il pousse des cris continuels de souffrance qui redoublent dès qu'on le touche. Les mouvements spontanés dans les membres paraissent conservés, mais le petit malade les évite comme s'ils exaspéraient la douleur. Langue saburrale. Pouls, 140. Température, 37°,6.

Traitement. Purgatif avec 20 grammes de citrate de magnésie. Frictions mercurielles sur la colonne vertébrale. Potion avec 1 gr. de bromure et d'iodure de potassium.

Ce traitement fut suivi pendant quelques jours sans modifier notablement l'état du petit malade. La méningite à laquelle croyait alors M. Boussi semblait suivre son cours, l'amélioration se faisait lentement, mais graduellement, les symptômes d'excitation disparaissaient.

Le 21. Dix jours après le début des accidents, il n'y avait plus d'opisthotonos, plus d'hyperesthésie. L'enfant se trouvait beaucoup mieux et pouvait jouer dans son lit. Il commence à reprendre quelques aliments.

Le 26. Les troubles observés jusqu'alors avaient disparu. Mais la mère, en levant l'enfant pour le nettoyer, s'aperçut qu'il était plus faible sur ses jambes.

Cette faiblesse s'accentua de jour en jour.

1er octobre. L'enfant ne peut plus remuer le membre inférieur gauche, qui retombe complètement inerte quand on l'abandonne à lui-même après l'avoir soulevé au-dessus du plan du lit. La paralysie était survenue progressivement et n'avait été parfaitement reconnue que le vingtième jour de la maladie.

Le 2. M. Triboulet voit le petit malade et constate la paralysie. La pression sur le membre détermine de la douleur. Application de vésicatoires volants sur le trajet du sciatique. Purgatifs répétés avec de l'huile de ricin.

Le 7. Malgré ce traitement, le membre inférieur gauche restait paralysé et s'atrophiait à vue d'œil.

C'est alors que M. Boussi eut recours à l'électricité.

Huit jours après la constatation de la paralysie complète et malgré les points douloureux, il fait passer pendant dix minutes un courant continu très faible (6 éléments) à travers la moelle et les nerfs, le pôle positif appliqué sur les lombes et le pôle négatif sur le trajet du sciatique.

Les séances d'électrisation ont lieu tous les jours en augmentant au fur et à mesure la durée du passage du courant, lequel ne détermine pas de contractions appréciables.

Le 15. Quelques mouvements reviennent dans le membre paralysé.

On porte à 12 le nombre des éléments et le courant passe pendant une demi-heure. L'enfant ne peut se tenir debout.

Le 18. Vingt jours après l'apparition de la paralysie, onze jours après l'emploi des courants continus, l'enfant peut remuer le membre entier d'une seule pièce.

Il le porte en avant, en arrière, exécute des mouvements de latéralité, mais il lui est impossible de le détacher du plan du lit.

Tous les muscles sont très atrophiés, mais surtout ceux de la cuisse et en particulier le triceps fémoral. La température du membre est abaissée. Il est froid, violacé, et il existe même un œdème assez prononcé sur le dos du pied.

Le 25. Le membre inférieur gauche n'exécute toujours pour ainsi dire que des mouvements de reptation sur un plan horizontal. L'enfant ne peut encore le soulever ni lui imprimer des mouvements de flexion.

L'atrophie est plus marquée sur le triceps fémoral et les muscles de la région antéro-externe de la jambe.

10 novembre. Une amélioration notable se manifeste.

Les mouvements sont assez étendus quoique lents.

Le petit malade peut marcher seul, mais la jambe a de la tendance à se fléchir en avant.

Le 22. L'enfant marche plus facilement et peut se tenir debout immobile.

1er décembre. Malgré l'atrophie des muscles, l'enfant peut se tenir debout sur la jambe gauche.

Une fois ces premiers résultats obtenus en deux mois environ, l'amélioration cesse de suivre une marche progressive malgré l'augmentation d'intensité des courants.

En avril 1881, on cessa l'électrisation pour la reprendre vers la fin du mois de mai.

A cette époque, l'état de l'enfant n'avait pas changé. Les mouvements volontaires étaient bien revenus; mais les muscles extenseurs restaient toujours plus faibles et plus atrophiés.

L'enfant boitait un peu en marchant, la jambe et le pied tournés en dehors, il y avait tendance au varus.

A partir de ce moment, trois séances d'électrisation par semaine, mais à l'emploi des courants continus on joint la faradisation des muscles. Sous l'influence de ces deux espèces d'électricité combinées, l'amélioration s'accentue progressivement.

Etat au 1er novembre. Tout le membre inférieur gauche est plus grêle que le droit, mais l'atrophie porte surtout sur les extenseurs du pied et le triceps fémoral. Il n'y a pas de différence de longueur entre les deux membres.

A gauche, la température est toujours plus basse et la peau devient facilement violacée.

Les contractions au courant faradique, qui n'étaient pas appréciables d'abord, sont très manifestes.

L'enfant peut faire de longues promenades sans boiter; cependant, quand il est fatigué, il traîne un peu la jambe et la pointe du pied se tourne légèrement en dehors.

Continuation de l'électricité. Massage des muscles qui sont le plus atrophiés.

Etat au 1er mars 1882. L'enfant marche parfaitement, il court comme ceux de son âge, mais il se fatigue assez vite. Les muscles de la région antéro-externe de la jambe sont toujours plus grêles que ceux du côté sain, mais la différence de température est moins sensible. En somme, la paralysie a complètement disparu, il ne reste qu'un peu d'atrophie.

L'enfant peut être considéré comme guéri et cette guérison atteindra une perfection d'autant plus grande, c'est du moins notre espoir, que le traitement est encore régulièrement suivi.

Observation II (personnelle).

Florentine G..., âgée de 4 ans, est admise à la consultation de M. Lannelongue le 8 février, pour une claudication de la jambe gauche.

A eu la rougeole il y a un an. Pas de troubles nerveux chez les parents.

Il y a trois mois, après avoir joué pendant longtemps en plein air, par un temps froid, elle s'aperçut en se reposant qu'elle se refroidissait.

Le soir, elle se plaignit de douleurs vives dans les membres inférieurs.

La nuit fut mauvaise et se passa dans la fièvre et l'insomnie. Elle eut des vomissements accompagnés de sueurs généralisées.

Le lendemain, comme elle demandait à boire, on s'aperçut qu'elle ne pouvait se servir de ses mains. Les bras étaient inertes.

Sa mère voulut la lever, mais l'enfant se plaignit de grandes douleurs dans le dos.

On essaya de la mettre sur ses jambes, elle ne put s'y maintenir. Administration d'un purgatif. Enfin, au bout de trois jours, les mouvements revinrent dans les bras, mais comme les membres inférieurs restaient paralysés, on se décida à faire venir un médecin qui diagnostiqua une maladie de la moelle épinière, au dire de la mère, et fit appliquer trois vésicatoires, successivement, à la région lombaire.

La sensibilité serait restée intacte. Toutefois les douleurs dans le dos ont persisté pendant quelque temps. Enfin, après une quinzaine de jours, l'enfant commença à remuer ses jambes. C'est alors que le médecin conseilla l'emploi de l'électricité, mais les parents voyant que le mieux s'accentuait de plus en plus, crurent que la guérison complète se ferait avec le temps et négligèrent la prescription.

Ce n'est qu'aujourd'hui, plus de trois mois après le début des accidents, qu'ils se décident à faire voir l'enfant chez lequel on reconnaît une paralysie infantile avec atrophie du jambier antérieur et des péroniers latéraux. Il n'y a jamais eu rien du côté des sphincters. L'appétit est excellent.

9 février. Etat actuel. La jambe est amaigrie, froide au toucher. La peau surtout à la partie externe est livide, de plus elle est humide, le reste du membre étant sec.

La mère nous dit qu'elle a remarqué depuis une quinzaine de jours que la jambe paralysée suait beaucoup. Elle ruisselle de sueur, dit la petite fille.

En faisant marcher la malade, on remarque qu'elle boite considérablement et qu'elle appuie la pointe du pied sur le sol. Il y a tendance au varus équin.

La contractilité volontaire des muscles de la jambe est diminuée, mais non complètement abolie, car la petite fille peut, par un grand effort de volonté, fléchir le pied sur la jambe.

La sensibilité tactile est normale, bien que l'excitabilité réflexe soit complètement détruite.

La température de la jambe gauche est manifestement plus basse que celle de la droite.

Le pied gauche est légèrement gonflé, il y a un peu d'œdème.

La jambe gauche, au niveau du mollet, mesure 2 centimètres de moins que la droite.

Contractilité électrique. — L'application d'un courant induit ne détermine aucune contraction des fibres musculaires dans le jambier antérieur et les péroniers du côté gauche. Tous les autres muscles réagissent.

Le courant continu fourni par 20 éléments provoque de légères contractions dans les péroniers ; mais le jambier antérieur exige la force d'un courant produit par 40 éléments pour réagir, et ses fibres ne se contractent encore que très faiblement.

Electrisation quotidienne par les courants continus, d'abord les deux pôles sur chacun des muscles atteints, puis le pôle positif à la région lombaire, le négatif restant sur les muscles.

13 février. L'enfant nous apprend que les sueurs de sa jambe diminuent beaucoup.

Le 17. Le membre inférieur qui était baigné de sueurs abondantes est maintenant sec comme le reste du corps.

3 mars. Il y a une grande amélioration. L'enfant boite moins en marchant, se fatigue moins vite ; la plante du pied toute entière porte sur le sol.

Les courants induits ne provoquent encore aucune contraction dans les muscles paralysés, mais le jambier antérieur réagit maintenant sous l'influence d'un courant continu de 30 éléments.

Le 10. L'amélioration continue sous le rapport de la marche, mais la jambe n'a rien gagné sous celui de l'atrophie.

Les péroniers commencent à donner de faibles contractions par l'emploi d'un courant faradique intense qui n'agit pas sur le jambier.

Les sueurs n'ont pas reparu.

Le 20. Les péroniers réagissent mieux à un fort courant induit qu'au courant continu.

Le jambier ne donne encore rien et son excitabilité reste stationnaire.

Toutefois la mère juge l'état de sa fille assez satisfaisant pour que nous ne la revoyions plus.

OBSERVATION III (personnelle).

Paralysie atrophique du membre inférieur droit. — Début subit. — Douleurs. — Elévation de la température dans le membre paralysé, au début, puis abaissement. — Traitement par les courants continus. — Légère amélioration au bout d'un mois, coïncidant avec une augmentation de la température.

Albert G..., rue de la Réunion, âgé de 17 mois, est présenté à la consultation de M. Lannelongue le 13 février pour une paralysie complète du membre inférieur droit remontant à sept jours.

Père alcoolique. Mère bien portante. Sœur âgée de 8 ans qui a la chorée. Pas de maladie antérieure. Est encore nourri au sein presque exclusivement. Première dentition presque achevée, les deux dernières molaires sont en train de percer. Il a commencé de marcher à 9 mois.

La mère nous raconte qu'il y a huit jours, elle est allée avec son enfant
passer l'après-midi chez sa sœur qui est blanchisseuse. L'enfant joua
comme à l'ordinaire dans la journée. Le soir, il était grognon et refusa
le sein. On le mit au lit et il parut s'endormir.

La nuit, il s'éveilla à plusieurs reprises en pleurant ; sa mère voulant
lui donner le sein le leva une fois et ne remarqua rien, si ce n'est que
l'enfant poussait des cris affreux dès qu'on venait à le remuer.

Elle ne peut dire s'il avait de la fièvre.

Le matin, il semblait ne pas souffrir. Mais dès qu'on voulut le prendre
pour le lever, il se remit à crier. On s'aperçut alors que la jambe droite
restait immobile dans le lit tandis qu'il agitait vivement la gauche. Dès
qu'il fut levé, on remarqua qu'il ne pouvait se tenir debout ni remuer le
membre inférieur droit. Le moindre attouchement lui arrachait des cris.
La mère le porta chez un pharmacien qui, croyant à la présence de
vers intestinaux, administra un vermifuge. Mais l'enfant ne rendit
rien.

Les jours suivants, le membre toujours douloureux devint plus rouge
que celui du côté gauche ; le pharmacien qui l'avait vu d'abord, après
avoir recouru aux purgatifs, aux frictions, conseilla enfin de le faire voir
à un médecin.

Interrogée pour savoir si l'enfant n'avait pas eu froid, la mère nous
répond qu'en sortant de chez sa sœur où il faisait très chaud, elle prit
l'impériale d'un tramway pour retourner chez elle et que l'enfant n'était
pas très couvert. L'appétit a diminué, mais, depuis quelques jours, il reprend le sein avec avidité.

Pas de troubles du côté de la vessie ni du rectum.

État actuel. Le membre inférieur droit est complètement paralysé,
mais non atrophié. La rougeur des premiers jours, accusée par la mère, a
disparu, mais, au toucher, la jambe droite semble plus chaude que la
gauche, et, de fait, le thermomètre à température locale de M. Alvergniat
marque 34°,8 au mollet droit et 34,2, à gauche. Partie interne de la cuisse
droite 34°,7 et 34°,3 à gauche.

La différence paraissait plus sensible au toucher.

La mensuration n'accuse aucune disproportion entre les deux membres inférieurs.

Sensibilité. Mouvements réflexes abolis à droite. La sensibilité au tact,
au froid, à la douleur est conservée ; cependant, si on pique l'enfant à la

jambe paralysée, il semble qu'il y a du retard dans la perception de la sensation.

On détermine encore des douleurs qui le font crier, en appuyant assez fortement sur les masses musculaires, mais les mouvements qu'on imprime au membre sont indolents.

Contractilité volontaire abolie.

Contractilité électrique. — Les courants induits ne déterminent aucune contraction dans les muscles de la jambe et de la partie postérieure de la cuisse. Seuls, les muscles de la région antérieure et interne réagissent sous l'influence d'un courant intense.

Les *courants continus*, produits par 15 éléments, provoquent une excitation très violente ; avec 10 éléments on obtient des contractions dans les muscles de la jambe et de la région postérieure de la cuisse ; le triceps crural et les adducteurs ne paraissent pas réagir.

Traitement. Électrisation quotidienne des muscles par les courants continus, avec 10 éléments.

16 février. Température des membres inférieurs :

Mollet droit,   34°,5.   Cuisse droite,   34°,6.
—   gauche, 34°,3.   —   gauche, 34°,5.

Le 20. Température : Cuisse droite,   33°.

—   gauche, 34°,4.

Les courants galvaniques de 10 éléments paraissent ne plus déterminer de contractions dans les muscles. Le triceps crural ni les adducteurs ne réagissent plus aux courants faradiques. Plus de douleurs à la pression.

Les muscles sont flasques.

Le 24. Le membre inférieur droit s'amaigrit à vue d'œil. Il est plus froid que celui du côté gauche.

Température : Cuisse droite,   32°,3.

—   gauche, 34°,4.

Il faut employer 15 éléments pour obtenir de très faibles contractions. Le triceps crural ne réagit pas.

Le 27. La mensuration dénote une différence de 2 centimètres au profit de la jambe gauche.

Contractions imperceptibles avec le courant produit par 15 éléments. Nous commençons à faire passer un courant continu à travers la moelle, le pôle positif étant au niveau des dernières vertèbres dorsales, le pôle négatif à la sortie du nerf sciatique.

1er mars. Température : Cuisse droite,   34°.

—   gauche, 34°2.

L'enfant remue quelque peu les orteils et fléchit légèrement le pied sur la jambe.

On n'obtient des contractions qu'avec un courant de 25 éléments. Le triceps crural seul ne réagit pas. L'atrophie augmente.

Le 10. Mouvements du pied plus accusés. Léger mouvement de flexion de la jambe sur la cuisse.

Si on chatouille la plante du pied, on obtient des réflexes dans les fléchisseurs de la jambe et de la cuisse. Le triceps crural semble avoir disparu.

Le 15. Température : Cuisse droite, 32°,2.
      — gauche, 34°,3.

Avec la température les mouvements reviennent, mais l'extension de la jambe sur la cuisse est absolument impossible.

Les courants continus avec 25 éléments produisent des contractions dans tous les muscles, excepté dans ceux qui constituent le triceps.

Les courants induits intenses agissent sur tous les muscles de la jambe et de la cuisse à l'exception du jambier antérieur et du triceps crural.

Le 20. État actuel. L'enfant commence à se tenir debout étant soutenu; mais il ne peut encore détacher la jambe d'un plan horizontal. La température augmente dans le membre paralysé : 33° à droite, 34°,5 à gauche. Le triceps ne réagit encore à aucune espèce d'électricité. Mais nous espérons qu'il ne tardera pas à donner des contractions étant donné le retour de la température à l'état normal.

OSERVATION IV (personnelle).

Moïse B..., 2 ans et demi. Enfant robuste. Père bien portant. Mère névropathe.

Il n'a fait aucune maladie depuis sa naissance et a commencé à marcher à 10 mois.

Sa mère nous raconte qu'elle était allée, avec son enfant, rendre visite à l'occasion du jour de l'an à un de ses parents habitant les environs de Paris; elle fut exposée, à son retour, à un froid assez vif, résultant du courant d'air établi dans le wagon dans lequel elle se trouvait. Elle eut une angine.

La nuit, l'enfant fut agité et poussa de temps en temps des cris et des pleurs sans qu'on pût en découvrir le motif. Le lendemain, lorsqu'elle voulut le lever, sa mère s'aperçut qu'il ne pouvait se tenir debout. Croyant à de la fatigue, elle le remit au lit avec une fièvre intense qui se dissipa les jours suivants; mais la faiblesse des membres inférieurs ne fit que s'accroître, et lorsque nous voyons l'enfant, le 9 janvier, la paraplégie est manifeste.

Dive.   .6

Nous devons noter qu'il n'y a pas eu de troubles du côté du rectum ni de la vessie. L'appétit revint dès que la fièvre fut tombée.

Etat actuel. L'enfant étant déshabillé, les regards sont immédiatement attirés vers les extrémités inférieures qui présentent un contraste frappant avec le développement du reste du corps.

Leur amaigrissement est considérable et l'atrophie porte principalement sur le triceps crural dont on ne trouve que quelques fibres au palper.

Mensuration : milieu de la cuisse droite,   0^m,23 c.
— gauche, 0^m,21 c.
milieu du mollet droit,   0^m,20 c.
— gauche, 0^m,18 c.

L'amyotrophie atteint donc principalement le membre inférieur gauche et est relativement plus prononcée à la cuisse qu'à la jambe.

La température comparée à celle des autres parties est notablement abaissée.

Les membres supérieurs ne présentent rien d'anormal.

Examen de la contractilité volontaire. — Les mouvements sont abolis du côté gauche.

A droite, la flexion de la jambe sur la cuisse s'exécute lentement et les mouvements des orteils sont conservés.

Les réflexes ont disparu.

La sensibilité au toucher, au froid, à la douleur, est considérablement diminuée dans les deux membres inférieurs, surtout du côté gauche, elle est complètement abolie au niveau du triceps crural des deux côtés, et l'enfant ne pousse aucune plainte lorsqu'on le pique sans qu'il s'en aperçoive.

Contractilité électrique.

Par les courants induits, tous les muscles se contractent à l'exception du triceps gauche dans lequel on n'obtient que de légères contractions à l'aide de courants continus produits par une batterie de 30 éléments.

Nous commençons le traitement par l'électricité en faisant passer au début un courant induit dans chacun des muscles en particulier, puis nous électrisons la moelle par les courants continus descendants. Le pôle positif est appliqué sur le rachis, au niveau des deux dernières vertèbres dorsales, tandis que le négatif est maintenu sur le trajet du nerf crural ; nous terminons par les triceps.

Ces séances ont lieu tous les deux jours.

15 janvier. Les mouvements reviennent peu à peu dans les extrémités inférieures.

Le malade peut soulever ses jambes au-dessus du plan horizontal, et se tient assis sans qu'on ait besoin de le soutenir.

Le 19. Les membres sont moins froids. Les forces augmentent, il peut maintenir ses jambes soulevées pendant quelque temps. De plus, les courants induits, qui jusque-là n'avaient occasionné aucune impression, déterminent une sensation de fourmillement plus accusée à droite.

Le 21. Cette sensation est plus prononcée dans les muscles de la jambe. Si nous venons à piquer le mollet avec une épingle, le petit malade éprouve une sensation vague, manifestée par le mouvement qu'il imprime à sa jambe, mais il ne se plaint pas. A la cuisse, la même épreuve ne donne rien.

Le 25. Les cuisses mesurent à leur milieu : la gauche, 0^m,20, la droite, 0,23 1|2 ; le mollet gauche, 0,18 1|2, le droit, 0,20.

Tandis que le membre inférieur droit tend à augmenter de volume ainsi que la jambe gauche, la cuisse de ce côté s'atrophie davantage.

Mais les mouvements augmentent d'étendue et le petit malade peut se tenir debout un instant.

L'ayant pincé involontairement en faisant les mensurations, il se mit à pleurer.

De plus, lorsque nous établissons le passage du courant induit dans les muscles, il pousse des cris et s'agite au point que sa mère est obligée de le tenir. La sensibilité reste obscure dans le triceps gauche.

Le 31. L'amélioration continue. La sensibilité nous paraît être revenue à l'état normal.

Les mouvement s'accentuent, mais il ne peut encore marcher sans être soutenu.

14 février. Le petit malade commence à marcher seul.

Mensurations : Cuisse droite,   0^m,25.

         —   gauche, 0^m,20.

         Mollet droit,   0^m,21.

         —   gauche, 0^m,28.

L'amyotrophie persiste encore dans la cuisse gauche. Les courants induits ne produisent encore aucune contraction.

A partir de ce moment, les séances d'électrisation n'ont plus lieu régulièrement, et bientôt la mère, satisfaite de l'état de son enfant, ne revient plus.

OBSERVATION V (personnelle).

Paralysie atrophique des deux membres inférieurs datant de quatre
ans. — Abaissement considérable de la température, puis élévation,
bientôt suivie de la réapparition des contractions musculaires par les
courants continus.

Philippe B.., âgé de 6 ans, né de parents bien portants, a été pris de
fièvre avec convulsions, il y a quatre ans, à la suite d'un bain.

Cette fièvre a duré trois jours après lesquels on s'aperçut qu'il ne pouvait plus se tenir sur ses jambes. Mais comme il n'y avait plus aucun
trouble dans l'état général, que l'enfant mangeait comme d'habitude, les
parents mirent l'inertie des jambes sur le compte de la faiblesse et pen-
sèrent que les mouvements reviendraient avec le temps.

Cependant, au bout de six mois, ils reconnurent que le mal était sé-
rieux. Les deux jambes étaient froides et très amaigries. Un médecin con-
sulté ordonna des frictions et des douches.

Sous l'influence de ce traitement, les mouvements revinrent un peu
dans les membres inférieurs, mais alors on remarqua une déformation
des deux pieds et on appliqua, après six semaines environ, un appareil
aux deux jambes que l'enfant garda pendant dix-huit mois.

Vers l'âge de 5 ans, la mère, voyant que son enfant n'était pas beaucoup mieux, que ses deux jambes étaient toujours en disproportion avec
le reste du corps, le conduisit à l'hôpital de la rue de Sèvres. Là, on lui
dit qu'il fallait le faire électriser tous les jours. Elle le mena régulièrement pendant un mois environ, après lequel étant tombée malade, elle
ne put continuer. A cette époque, il y aurait eu une légère amélioration.

1er juillet. Au moment où nous voyons l'enfant, il y a juste un an qu'on
a cessé tout traitement.

Nous constatons un double pied bot varus équin plus prononcé à
gauche.

L'enfant ne peut se tenir debout sans appui et tombe à chaque pas
qu'il essaie de faire.

Sensibilité tactile et algique normale.

Excitabilité réflexe faiblement diminuée.

Contractilité volontaire très affaiblie, surtout à gauche, c'est à peine si
l'enfant, par un grand effort de volonté, arrive à mouvoir les orteils qui
restent fléchis.

Le jambier antérieur et les péroniers semblent ne plus exister, principalement à gauche.

La température dans les membres inférieurs est de 4 degrés au-dessous de celle des membres supérieurs.

Contractilité électrique. — Un fort courant faradique est impuissant à provoquer la contractilité des muscles atrophiés.

Un courant galvanique de 40 éléments ne détermine non plus aucune contraction.

Néanmoins, malgré la douleur très vive qu'il occasionne, nous commençons à faire passer, tous les jours dans les muscles, un courant continu de 40 éléments pendant un quart d'heure, en établissant à la fin quelques interruptions.

Nous recommandons à la mère de pétrir les jambes de son fils deux fois par jour très vigoureusement.

Le 18. Pas d'amélioration. L'électricité ne donne aucun résultat. Nous commençons à désespérer, lorsque la mère nous dit qu'il lui semblait que les jambes étaient moins froides.

Le 19. La différence de température entre les membres inférieurs et les bras n'est plus que de 2 degrés.

Le 25. Quelques faibles contractions commencent à apparaitre dans le jambier antérieur et les péroniers du côté droit.

Le courant de 40 éléments ne détermine rien à gauche.

8 août. La température de la jambe gauche est de 1 degré au-dessous de la droite qui est presque revenue à l'état normal.

Les contractions électriques sont très accusées à droite, encore imperceptibles à gauche.

Le 14. Nous voyons le petit malade pour la dernière fois. A ce moment, les mouvements de flexion du pied sur la jambe sont revenus à droite. La déformation a presque disparu de ce côté.

Pas d'amélioration à gauche.

L'électricité faradique fait contracter les muscles de la jambe droite plus vivement que l'électricité galvanique

A gauche, les deux formes d'électricité sont impuissantes à déterminer des contractions appréciables.

L'enfant étant soutenu, pose le pied droit à plat sur le sol, tandis que le pied gauche repose sur la pointe.

En somme, amélioration notable à droite ayant coïncidé avec le retour de la température à l'état normal; et comme la température de la jambe gauche augmentait de plus en plus tout nous porte à croire que nous serions arrivé à un résultat favorable par l'emploi des courants galvaniques longtemps continués.

AUTEURS et SOURCES.	CAUSES. MODES DE DÉBUT.	SYMPTOMES.	TRAITEMENT.	RÉSULTATS.
BOUCHUT. (Bulletin de thérapeutique, 1872).	Froid. Mode de début soudain, sans fièvre.	Paralysie du deltoïde et des muscles du bras gauche. Atrophie rapide dès le 3e jour. Douleurs dans le membre, exagérées par la pression. Sensibilité intacte. Abolition de la contractilité électrique.	Application de courants continus le troisième jour de la maladie. Douches de vapeur.	Retour des mouvements et de la contractilité électrique au bout d'un mois et demi. Guérison complète en quatre mois avec très légère atrophie du deltoïde.
BOUCHUT. Ibid.	Accès de fièvre	Paralysie des deux membres inférieurs. Localisation à gauche. Atrophie des muscles après un mois, surtout à la région antéro-externe de la jambe. Contractilité faradique abolie. Excitabilité galvano-musculaire augmentée.	Au début: vésicatoires. Frictions stimulantes. Après un mois et demi, courants continus trois fois par semaine.	Au bout du premier mois: marche possible avec un point d'appui. Après quatre mois, marche facile avec une claudication assez prononcée. Après 10 mois, retour de l'excitabilité faradique dans les péroniers, mais cessation du traitement. Un an plus tard aucune réaction aux deux courants. Amélioration.
BOUCHUT. Ibid.	Convulsions à l'âge de 18 mois.	Paralysie du membre inférieur. Pied bot équin. Impossibilité d'étendre la jambe sur la cuisse. Examen de la contractilité électrique dix ans plus tard. Abolition de l'excitabilité faradique dans les péroniers et le droit antérieur de la cuisse. Ce muscle réagit au courant continu. Atrophie du membre.	Application de courants continus tous les deux jours, dix ans après le début.	Après 16 mois: élévation de la température du membre. Diminution de la contracture des muscles postérieurs de la jambe. Augmentation de volume du droit antérieur. Mouvements d'extension possibles. Amélioration.
BOUCHUT. Ibid.	Froid.	Paralysie des quatre membres pendant trois mois. Localisation dans les membres inférieurs. Sensibilité intacte. Diminution des réflexes. Atrophie des muscles. Pied bot équin bilatéral.	Au début, vésicatoires. Teinture d'iode. Après six mois, courants continus tous les deux jours.	Au bout d'un mois. Retour des mouvements volontaires. Contractions faibles dans les muscles des cuisses. Suspension du traitement pendant deux mois pour cause de maladie. Reprise. Tous les muscles se contractent par le courant faradique. Élévation de la température du membre. Marche possible avec un appui. Cessation du traitement. Légère amélioration.
BOUCHUT. Ibid.	Début subit.	Paralysie complète du membre inférieur gauche. Atrophie. Abaissement de la température. Abolition des réflexes.	Après deux mois, courants continus tous les jours.	Au bout de quatre mois. Retour de la température à l'état normal. Marche possible. Guérison presque complète.
HAMON. Thèse, 1878.	Froid. Accès de fièvre.	Paralysie des deux membres inférieurs. Douleurs vives dans les membres et à la région vertébrale. Abolition des réflexes. Diminution de la température. Contractilité électrique affaiblie ou abolie.	Après vingt jours, courants continus. Hydrothérapie.	Au bout de quinze jours, retour des contractions électriques. Après deux mois, retour de la motilité volontaire. Élévation de la température. Après un an, la guérison est complète.
HAMON. Ibid.	Froid humide. Début subit.	Paralysie et atrophie du deltoïde gauche. Impossibilité de lever le bras, de le porter en arrière.	Au début, vésicatoires. Teinture d'iode sans résultat. Courants continus un an après.	Au bout de deux mois, légère amélioration. Après six mois, mouvements du bras presque normaux. Atrophie, mais très faible. Guérison complète.
HAMON. Ibid.	Accès de fièvre. Vomissements.	Paralysie des deux membres inférieurs. Douleurs. Hyperesthésie. Atrophie plus prononcée à droite. La contractilité électrique paraît abolie à droite, affaiblie à gauche.	Courants continus huit mois après le début. Hydrothérapie.	Après huit mois de traitement, amélioration considérable à gauche. Au bout de onze mois, amélioration à droite allant progressivement. Marche possible avec un soutien.
HAMON. Ibid.	Début soudain.	Paralysie des deux membres inférieurs plus prononcée à gauche. Atrophie considérable. Abaissement de la température. Sensibilité normale.	Courants continus quatre mois après le début. Hydrothérapie.	Après un an et demi de traitement, le membre droit était revenu depuis longtemps à l'état normal. A gauche, l'atrophie disparaissait. Température normale. Marche facile.
SELIM FAHMY. Thèse, 1880.	Convulsions.	Hémiplégie droite incomplète. Paralysie et atrophie plus prononcées sur le bras que sur la jambe. Contractilité électrique conservée. Marche difficile.	Six ans après le début, électrisation deux fois par semaine.	Après un mois de traitement, amélioration notable. Mouvements du bras possibles. Marche plus facile.

AUTEURS et SOURCES.	CAUSES. MODES DE DÉBUT.	SYMPTÔMES.	TRAITEMENT.	RÉSULTATS.
SELIM. Ibid.	Scarlatine.	Hémiplégie droite incomplète. Station verticale impossible. Pas d'atrophie. Sensibilité intacte. Contractilité électrique conservée.	Electrisations trois mois après le début, deux, puis trois fois par semaine.	Après deux séances : amélioration marquée. Station debout possible. Marche impossible. Au bout de deux mois et demi de traitement, marche facile avec claudication.
SELIM. Ibid.	Fièvre qui dura quinze jours. Sueurs abondantes.	Paralysie du membre inférieur droit. Douleurs. Abolition des réflexes. Température des deux membres égale. Au bout de trois mois et malgré le traitement, atrophie considérable du triceps fémoral et des muscles de la partie postéro-externe de la jambe. Température abaissée. Coloration violacée.	Au début, ouate et frictions avec baume de Fioraventi. Deux mois après, électrisation deux fois par semaine.	Pas de résultats après deux mois de traitement.
SELIM. Ibid.	Humidité.	Hémiplégie gauche incomplète. Atrophie du membre inférieur. Varus équin. Sensibilité obscure. Avant-bras en pronation. Paralysie des extenseurs. Éminence thénar atrophiée. Muscles de l'avant-bras un peu atrophiés. Contractilité électro-musculaire conservée. Abaissement de la température.	Electrisation trois fois par semaine, deux ans après le début.	Après un mois de traitement, grande amélioration. Mouvements du bras possibles et ceux de la main. Atrophie marquée du deltoïde et des muscles de l'éminence thénar. Marche plus facile. Pied moins dévié. Atrophie moins manifeste. Elévation de la température.
GOLDTAMMER. Revue des sc. méd., 1877.	Début lent.	Paralysie complète de tous les muscles des membres et du dos. Atrophie considérable des mollets, cuisses, bras. Sensibilité intacte. Abolition des réflexes. Abaissement de température. Diminution de la contractilité galvanique. Abolition de l'excitabilité faradique aux membres inférieurs.	Après six semaines. Iodure de potassium. Bains chauds. Electrisation avec les deux électricités combinées.	Après deux mois environ de traitement, grande amélioration. Après trois mois, tous les mouvements des membres supérieurs sont revenus. Après cinq mois, station debout et marche possibles. Après dix mois, atrophie presque disparue. Marche facile, mais anormale. Fléchisseurs du pied et extenseurs des orteils rebelles au traitement.
DALLY. (Bulletin de thérapeutique, 1873.	»	Hémiplégie croisée incomplète. Paralysie et atrophie des muscles du bras droit. Atrophie considérable du droit antérieur de la cuisse gauche. Arrêt de développement de l'humérus et de la rotule des membres atteints. Avant-bras droit normal.	Huit ans après le début. Courants continus de longue durée. Hydrothérapie. Mouvements passifs.	Après deux mois de traitement, amélioration frappante. Mouvements du bras assez étendus. Diminution de l'atrophie.
ONIMUS. Union médicale, 1876.	»	Paralysie des membres inférieurs. Mouvements de la cuisse sur le bassin, de la jambe sur la cuisse abolis. Conservation des mouvements des pieds et des orteils. Membres supérieurs grêles. Mouvements normaux. Abolition des réflexes aux membres inférieurs. Sensibilité des membres supérieurs normale. Abaissement de la température. Contractilité électrique conservée à la jambe, abolie à la cuisse.	Courants continus descendant sur le rachis et sur la jambe. Bains salés. Frictions.	Amélioration notable. Retour de la sensibilité réflexe et des mouvements volontaires dans les muscles de la jambe. Réapparition de la contractilité faradique. Contractions volontaires des muscles de la cuisse et retour de l'excitabilité galvanique.
ROSENTHAL. Maladies du système nerveux.	Fièvre.	Paralysie des deux membres supérieurs. Atrophie considérable partout, surtout sur le deltoïde et les muscles de l'éminence thénar du côté droit. Excitabilité faradique très affaiblie. Conservation de l'excitabilité galvanique. Mouvements de flexion difficiles. Extension du bras et des doigts impossible. Bras gauche moins atrophié. Mouvements conservés. Contractilité électro-musculaire seulement diminuée.	Deux ans après le début, faradisation des muscles et galvanisation des nerfs.	Après huit mois de traitement, très grande amélioration. Bras gauche complètement guéri. A droite, retour des mouvements et disparition de l'atrophie.

AUTEURS et SOURCES.	CAUSES. MODES DE DÉBUT.	SYMPTOMES.	TRAITEMENT.	RÉSULTATS.
TH. ANGER. Société de chirurgie, 1879.	Froid.	Douleurs à la région vertébrale. Paralysie de l'un des membres inférieurs. Pied bot. Arrêt de développement du membre. Abaissement de la température.	Courants continus.	Après un traitement de quatre mois, la mensuration accuse une différence de longueur en faveur du membre paralysé. Suspension du traitement. Retour de l'atrophie.
HAMMOND. Maladies du système nerveux.	Fièvre. Début brusque.	Douleurs dorsales. Paralysie des quatre membres pendant quinze jours. Guérison des membres supérieurs et inférieur gauche. Paralysie et atrophie de la jambe droite, abaissement de la température malgré les frictions et le massage. Contractilité volontaire affaiblie. Sensibilité normale. Réflexes abolis Contractilité faradique abolie. Excitabilité galvanique conservée mais très affaiblie surtout au jambier antérieur.	Un an après le début, courants continus tous les jours. Massage. Tous les jours, injection hypodermique de 1 milligramme de sulfate de strychnine. Au bout d'un an, courants induits.	Au bout d'un an; sauf le jambier antérieur, tous les muscles réagissent mieux au courant faradique. Après dix-huit mois, marche facile. Disparition de l'atrophie. Parésie persistante du jambier antérieur. Léger raccourcissement du membre.
HAMMOND. Ibid.	»	Paralysie des membres inférieurs et du bras droit. Atrophie considérable des muscles. Conservation de la contractilité volontaire affaiblie. Bras droit plus court, impossibilité de s'en servir. Deltoïde atrophié. Jambes très atrophiées. Température de 5 degrés plus basse que dans les autres parties du corps. Varus équin. Impossibilité de se tenir debout ou de marcher. Sensibilité normale. Excitabilité réflexe diminuée. Contractilité faradique abolie. Conservation de la contractilité galvanique.	Deux ans après le début, courants continus tous les jours sur les muscles. Injection de strychnine.	Au bout d'un an de traitement, grande amélioration. Marche possible. Déformation des pieds persistante. Mouvements limités des bras et de la main droite. Augmentation de la longueur du membre.

CONCLUSIONS.

I. La lésion caractéristique de la paralysie infantile consiste dans une myélite.

II. Cette myélite reste le plus souvent localisée dans la substance grise des cornes antérieures. Mais elle peut envahir les parties voisines et même tout un segment de la moelle, pour les quitter bientôt et se cantonner dans les cellules motrices.

III. Le froid est la cause la plus fréquente et sans doute unique de la maladie.

IV. L'examen de la contractilité électro - musculaire éclaire le diagnostic, complète le pronostic.

V. L'emploi de l'électricité est le meilleur traitement de la paralysie infantile.

VI. Les courants continus, appliqués à une période très rapprochée du début de la maladie, peuvent la guérir complètement.

VII. Les courants induits ont une action très efficace à une période plus éloignée, et lorsque les mouvements reviennent dans les membres paralysés.

VIII. Ces deux formes d'électricité combinées et longtemps continuées produisent les meilleurs résultats, même dans les cas désespérés.

INDEX BIBLIOGRAPHIQUE

UNDERWOOD. — Traduit par De Salle, notes de Jadelot. Paris, 1823.

LOBSTEIN. — Anat. path., t. II, p. 366. Paris, 1829.

BADHAM. — Gazette médicale, 1835.

BOUVIER. — Bulletin de l'Acad. de méd., 1838, t. III, p. 231.

BOUVIER. — Dict. de méd. et de chir. pratique, t. XIII, p. 73.

HEINE. — 1840.

KENNEDY. — Trad. in Arch. méd., 1850, p. 31.

BOUCHUT. — Bull. Acad. de méd., 1857, t. XXIII.

CHASSAIGNAC. — Arch. méd., 1856, t. VII, p. 653.

DUCHENNE. — Bulletin de l'Acad. de méd., 1854, t. XIX, p. 1056.

— Gazette hebdomadaire, 1855.

BRUNICHE. — Trad. in Arch méd., 1861, t. XIII p. 405.

— Ibid., octobre 1862.

KENNEDY. — Union médicale, 1862, p. 162.

RICHARD (de Nancy). — Bull. de thérap., 1849, t. XXXVI, p. 120.

BOUCHUT. — Gazette médicale, 1851.

BROCA. — Bul. de la Soc. anat., 1849-50-51.

BRUNICHE. — Arch. méd., t. XVIII, p. 418.

THOLOZAN et BROWN-SÉQUARD. — Journal de Brown-Séquard, 1858,
t. I, p. 497.

RILLIET et BARTHEZ. — Traité des maladies des enfants, 1853.

CORNIL. — Société de biologie, 1863, p. 187.

LABORDE. — Arch. de méd., juillet 1863.

DUCHENNE. — Arch. de méd., 1864, t. II.

BROWN-SÉQUARD. — Leçons sur les paralysies, 1864, trad. par Gordon,
p. 22.

DUCHENNE. — Electrisation localisée.

DUCHENNE fils. — Thèse de Montpellier, 1864.

LABORDE. — Thèse Paris, 1864.

VULPIAN et PRÉVOST. — Société de biologie, 1866, p. 215.

DUCHENNE fils. — Arch. de méd., 1864, t. IV, p. 49.

BOUCHUT. — Union médicale, 1867, nos 130-31-34.

OLLIVIER. — Thèse d'agrégation. Paris, 1869.

Charcot et Joffroy. — Arch. de méd., 1870, p. 134.

Ball. — Clinique de l'Hôtel-Dieu. Gaz. des hôp., 1872.

Bouchut. — Bul. de thérap., 15 août 1872.

Dujardin-Beaumetz. — Thèse d'agrégation, 1872.

Charcot. — Leçons sur les maladies du syst. nerveux, 1873.

    — Leçons sur la paralysie infantile (janv., févr.), 1872.

Jaccoud. — Dict., t. XII.

Roger et Damaschino. — Société de biologie, 1872.

Hayem. — Revue des sciences médicales, 1873, t. II.

Roth. — Ibid., 1874, t. III, p. 242.

Troisier. — Arch. de physiologie, 1873, t. V, p. 709.

Tartière. — Thèse Paris, 1874.

Jaccoud. — Des paraplégies.

Nepveu. — Société de chirurgie, 1879, p. 282.

    — Mémoires de chirurgie, 1880.

Vulpian. — Leçons sur les maladies du syst. nerveux, 1877-78.

    — Clinique de la Charité, 1879.

    — Dict. encyclopédique, art. moelle, p. 585.

Roger et Damaschino. — Congrès d'Amsterdam, 1879.

Déjérine. — Société anat., 1878.

Hamon. — Thèse Paris, 1878.

Rosenthal. — Traité des mal. du syst. nerv. Trad. par Lubanski. Paris, 1878.

Hammond. — Maladies du syst. nerv. Trad. par Labadie-Lagrave. Paris, 1878.

Leyden. — Maladie de la moelle. Trad. par Richard et Viry, 1879.

Selim Fahmy. — Thèse, Paris, 1880.

Grasset. — Maladies du syst. nerv. Paris, 1881.

Remak. — Galvanothérapie. Trad. par Morpain, 1860.

Hiffelsheim. — Applications médicales de la pile de Volta, 1861.

Wintrebert. — Action des courants continus sur l'organisme, 1866.

Onimus. — De l'emploi des courants constants. Gaz. des hôpitaux, 1868.

Onimus et Legros. — Gaz. des hôp., 1869.

    — Traité d'électricité médicale.

Rosenthal. — Electrothérapie, 1869.

E. Cyon. — Principes d'électrothérapie, 1873, p. 206.

Onimus. — Société de biologie et Gaz. médicale, 1873.

Teissier. — Valeur thérapeut. des cour. cont., 1878.

Bonnefoy. — Guide d'électrothérapie, 1880, p. 165.

Paris. — A. Parent, imprimeur de la Faculté de médecine, rue Monsieur-le-Prince, 31.
A. Davy, successeur.

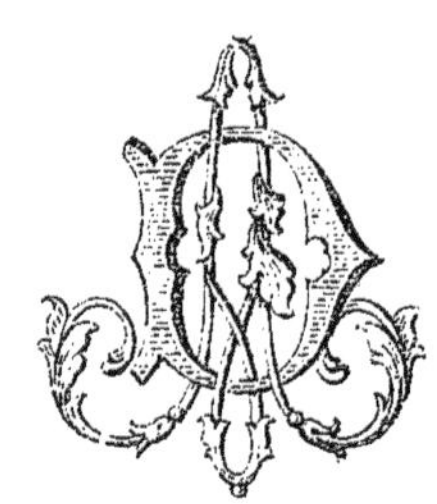